CÓMO DESTRUIR TUS CREENCIAS LIMITANTES Y MENTALIDAD NEGATIVA

Detecta y Rompe Todos tus Pensamientos Limitantes y Obtén el Control de tu Vida

WILBUR GREGORY

Índice

Introducción   v

1. La Mentalidad Importa   1
2. Comienza Con El Cerebro   21
3. Ponte Cómodo Con Los Errores   55
4. Aplicar El Increíble Poder Del Todavía   83
5. Invierta En El Tipo Correcto De Esfuerzo   117
6. Construir Resiliencia Emocional   147

Conclusión   159

Introducción

Este libro es la culminación de mis años de pensamiento y práctica en palabras. Practicar todos los días la mentalidad correcta me ayuda a ser una mejor versión de mí mismo.

Me ha ayudado a desarrollar mi potencial y espero que las estrategias de este libro también te ayuden a desarrollar tu potencial.

Solía llamarlo fuerza, poder místico, algún tipo de sentimiento hasta que una psicóloga de la Universidad de Stanford, popularizó la palabra mentalidad con su investigación en 2007. Cuando leí por primera vez sobre el poder de dos mentalidades: mentalidad fija y mentalidad de crecimiento Inmediatamente supe que lo que había estado llamando mi fuerza todo el tiempo no era más que mi forma de pensar. Con una mejor terminología, su

Introducción

investigación y el trabajo de muchos otros investigadores, comencé a crear un plan para desarrollar una mentalidad de crecimiento.

Este libro abarca mi experiencia de vida, todo lo que aprendí al poner en práctica estos métodos. No hubo un solo momento decisivo o un evento en mi vida que cambiara mi forma de pensar. Ha sido un proceso gradual de experimentar, observar, refinar y aprender. Mejora tu mentalidad tiene que ver con ese proceso.

En este libro, aprenderás cómo incluso un pequeño cambio de mentalidad puede tener un tremendo impacto en la forma en que toma decisiones, actúa y, en última instancia, en la vida que llevas. Obtengo conocimiento e investigación de la neurociencia, la filosofía, la psicología y muchos otros campos que han existido durante muchos años y los conecto de maneras que son fáciles de entender y aplicar en la vida real. Encontrarás consejos prácticos para separar los comportamientos útiles de los inútiles, entender por qué algunas cosas funcionan y otras no, y recuperar el control de tu vida al darte cuenta de que cada uno de nosotros tiene el poder supremo sobre las decisiones que tomamos. No naciste para ser de cierta manera. Tú puedes ser el arquitecto de tu propia vida. Diez ideas clave que encontrarás en este libro:

    1. Superes las creencias limitantes para aprovechar tu potencial.

Introducción

2. Olvídate del diálogo interno negativo y reformúlalo con un tono más positivo.

3. Da forma a tu identidad para redefinir quién eres en el mundo.

4. Pasar de negar o justificar a aceptar errores para ayudarte a crecer.

5. Lograr mejores resultados con la visión y motivación para mejorar en el futuro.

6. Deja ir el miedo y la duda para liderar con valentía y posibilidades.

7. Invierta en el tipo correcto de esfuerzo en lugar de trabajar increíblemente duro y no avanzar.

8. Vuelve a encarrilarte cuando te desvíes del rumbo con desafíos y contratiempos.

9. Mantente real cultivando la autocompasión en lugar de perseguir una alta autoestima.

10. Elabora tu visión y plan de acción para lograr tus metas y cerrar la brecha.

Al practicar estas 10 ideas clave, tus acciones funcionarán a tu favor en lugar de en tu contra. A medida que emprendas este viaje personal de transformación, tu forma de pensar no solo traerá cambios positivos en tu vida, sino que quienes lo rodean también sentirán la diferencia. Dejarás de compararte con los demás y comenzarás a competir contigo mismo porque te sentirás empoderado para construir la vida que deseas.

Además, tú:

- Establecerás una comprensión más profunda de cómo funciona la mentalidad.
- Tomarás medidas para reconocer tu mentalidad predominante.
- Aprenderás a construir una mentalidad de crecimiento de una manera metódica, forma sistemática, con ejercicios prácticos.

1

La Mentalidad Importa

Tus creencias, conscientes o inconscientes, determinan cómo lo que piensas, lo que sientes, cómo actúas e impacta en gran medida si tienes éxito en llevar la vida que deseas.

Las mentalidades no son más que creencias. cuando no eres capaz de hacer algo, ¿piensas en ello como una limitación de tus habilidades o una oportunidad para aceptar nuevos desafíos? Cuando cometes errores, ¿pasas tiempo criticándote a ti mismo y dejas que esas emociones te paralicen o las usas para impulsar tu crecimiento? Cuando miras a las personas exitosas, ¿piensas que son más talentosas que otras, que tienen talento, que sus habilidades innatas las hicieron exitosas o crees que el éxito proviene del trabajo duro?

. . .

¿Inviertes en desarrollar habilidades poniendo el esfuerzo necesario, probando nuevas estrategias e inspirándote en otros o crees que todo debería surgir de forma natural?

La investigación de la psicóloga de la Universidad de Stanford sobre el poder de la mentalidad influyó mucho en nuestra forma de pensar sobre el talento y las habilidades.

Ha escrito sobre las consecuencias de pensar que tu inteligencia o personalidad es algo que puedes desarrollar, en lugar de algo que es un rasgo fijo y profundamente arraigado. Ella dijo: "La visión que adoptas de ti mismo afecta profundamente la forma en que llevas tu vida. Puede determinar si te conviertes en la persona que quieres ser y si logras las cosas que valoras".

Lo que crees es lo que logras. La forma en que elijas interpretar tus experiencias puede establecer los límites de lo que puedes lograr. Cuando crees que la inteligencia y la personalidad son fijas y ninguna cantidad de esfuerzo puede mejorarlo, te rindes demasiado pronto o te niegas a intentarlo. Sin embargo, cuando crees que es algo que se puede desarrollar, avanzas con el deseo de aprender, miras los fracasos y los contratiempos como un medio para el crecimiento, te recuperas de las circunstancias desafiantes y rompes la barrera mental para explorar nuevas posibilidades que no parece posible antes.

Usar la mentalidad correcta no garantiza tu versión de éxito, ya que solo te ayuda a ver la dirección correcta.

Todavía tienes que hacer el viaje. Es posible que no te conviertas en el próximo mejor escritor, ni asciendas en la lista de los diez mejores directores ejecutivos, obtengas la insignia de una startup unicornio, ganes una estrella para tu restaurante, ganes una medalla olímpica o cualquier otra cosa que tu corazón desee. Pero con la mentalidad correcta, puedes convertirte en una mejor versión de ti mismo. Tu forma de pensar puede ayudarte a darte cuenta de tu potencial inexplorado, ver oportunidades más allá de los obstáculos e incitarte a esforzarte para crear tu propio camino hacia el éxito en lugar de sentirte limitado por tus habilidades actuales.

Puedes elegir una mentalidad que te limite al creer en habilidades fijas, inteligencia y potencial o una mentalidad que creas que puedes cambiar, aprender y crecer a través del esfuerzo, la práctica y la persistencia. La mentalidad que elijas es tu decisión. Tus creencias son una creación de tu mente y puedes cambiarlas.

LA MENTALIDAD FIJA ES LIMITANTE

. . .

Una persona con mentalidad fija cree que las personas nacen con talentos especiales y cada persona tiene habilidades e inteligencia diferentes que no pueden mejorar con tiempo, esfuerzo y determinación.

Admiran a las personas exitosas por su inteligencia y las elogian por su talento mientras se niegan a mirar el esfuerzo y el trabajo duro que se realizó detrás de escena.

El éxito y el fracaso son parte de tu identidad. El éxito significa que son inteligentes y talentosos y el fracaso significa que no lo son. Todo se trata del resultado, una medida directa de tu competencia y valor. Cada fracaso es una validación de tu falta de inteligencia y cada error es un reflejo de tus limitaciones. ¿Perdiste un partido? Deben ser terribles en el juego. ¿No logró aterrizar un lanzamiento clave?

Deben ser estúpidos. ¿Bombardeó una presentación? No deben ser inteligentes. ¿No pudo entregar un proyecto?

Todo su esfuerzo es inútil. ¿No obtuviste un ascenso? Son un perdedor.

Las personas con una mentalidad fija están más preocupadas por demostrar que son inteligentes que por aprender algo nuevo. En lugar de hacer un esfuerzo por desarrollar nuevas habilidades, eligen ocultar sus deficiencias. En su mundo, decir "No sé" o pedir ayuda significa que son menos competentes. En lugar de dedicarse a la crítica constructiva y buscar opiniones diversas, favorecen a las personas que refuerzan su ego y refuerzan su autoestima.

Cada desacuerdo es un ataque a su identidad. ¿Por qué les importaría hacer lo correcto, cuando toda su energía se gasta en hacer lo correcto?

No es de extrañar, se niegan a salir de su zona de confort y se apegan a lo conocido por miedo al fracaso. Pierden rápidamente el interés cuando las cosas se ponen difíciles y, a menudo, usan frases como "¡No es para mí!" "¡No puedo hacerlo!" "¡Es mejor ceñirme a lo que sé!" "¡Soy quien soy!"

"¡No tengo la habilidad!" "¡Me rindo!" "¡No puedo aprender!" La mentalidad de que no pueden aprender y mejorar los limita.

Una mentalidad fija les dice que:

- Evitar los desafíos.
- Rendirse fácilmente.
- Creer que sus habilidades no se pueden desarrollar.
- Se preocupan por cómo serán juzgados.
- Huyen de los errores y los ignoran.
- Evitar nuevas experiencias con miedo al fracaso.
- Buscar personas que puedan reforzar su autoestima.
- Culpar a los demás por sus fracasos.
- Centrarse solo en el resultado tal como los define.
- Sentirse amenazado por el éxito de los demás.
- Ignora los comentarios negativos aunque sean útiles.

LA MENTALIDAD DE CRECIMIENTO ES LIBERTAD

Una persona con mentalidad de crecimiento entiende que ciertas personas tienen talentos especiales y que la inteligencia varía de persona a persona, pero también es algo que se puede desarrollar y aumentar con esfuerzo y trabajo duro. Creen que el talento no es todo lo que hay para el logro, ya que tener talento para algo es diferente de sobresalir en ello. ¿Por qué pensar en el talento como destino cuando hay mérito en considerar la importancia del esfuerzo para dar forma al futuro de la persona?

También admiran a las personas exitosas, no por lo que son, sino por lo que hacen. Es el trabajo duro y la determinación detrás del éxito lo que es una fuente de inspiración. Mientras describía una mentalidad de crecimiento, una psicóloga dijo: Incluso los genios tienen que trabajar duro para lograr sus logros. ¿Y qué tiene de heroico, dirían, tener un don?

Puede que aprecien la dotación, pero admiran el esfuerzo, sin importar cuál sea tu habilidad".

Es decir, el esfuerzo es lo que enciende esa habilidad y la convierte en logro.

Se sienten mal, incluso frustrados a veces cuando fallan o cometen errores. Pero el fracaso no los define. Las luchas y los contratiempos son una oportunidad para aceptar los desafíos, alcanzar su potencial y desarrollar nuevas habilidades. En lugar de lamentarse por sus fracasos, se enfocan en qué hacer a continuación. Tratan de averiguar qué han hecho mal, qué deben hacer de manera diferente y cuándo deben pedir ayuda. ¿Fallaste una campaña de marketing?

Prueba nuevas estrategias. ¿Luchando para resolver un problema? Trabajo duro. ¿Perdiste un trato? Crea un mejor argumento de venta. ¿Se te pasó una fecha límite? Desarrollar habilidades de estimación.

Las personas con mentalidad de crecimiento se orientan hacia el aprendizaje. Cuando no saben algo, expresan su ignorancia y buscan opiniones para construir un mejor punto de vista. Cuando no tienen las habilidades requeridas para completar una tarea, se esfuerzan por desarrollar nuevas habilidades. Cuando no pueden progresar, no dudan en buscar ayuda. No saber algo no es una medida de su valor, es una oportunidad para crecer. Esta mentalidad hace que se rodeen de personas que los desafían, que son mejores que ellos, que inspiran y empujan hacia las posibilidades de un futuro mejor.

La mentalidad de crecimiento les permite aceptar los desafíos sin miedo al fracaso. Disfrutan del proceso de aprendizaje. Las cosas se vuelven interesantes cuando se vuelven desafiantes, ya que es el momento de probar diferentes estrategias, sumergirse en nueva información, esforzarse, expandir sus habilidades y tomar medidas constructivas. El crecimiento impulsa su pensamiento y, a menudo, usan frases como "¡Quiero intentarlo y no rendirme!" "¡Puedo hacerlo!" "¡Quiero explorar nuevas ideas!"

"¡Puedo aprender de mis errores!" "¡Simplemente no lo sé todavía!" "¡Puedo hacerlo mejor!" "¡Yo creo en mi mismo!"

"¡Está bien fallar!" Una mentalidad de crecimiento les dice que:

- Aceptar retos.
- Perseverar ante los fracasos y contratiempos.
- Creer en el crecimiento de sus habilidades.
- Pensar en lo que pueden aprender.
- Comprometerte con el error con el deseo de corregirlo.
- Abrazar la novedad para dominar nuevas habilidades.
- Buscar personas que los desafíen a crecer.
- Asumir la responsabilidad de sus fracasos.
- Concéntrate en el proceso y el aprendizaje sin obsesionarse con el resultado.
- Encuentra inspiración en el éxito de otros.
- Aceptar las críticas como una forma de aprender.

LIDERAR CON UNA FALSA MENTALIDAD DE CRECIMIENTO

¿Te preguntas si tienes una mentalidad fija o de crecimiento? Llegaremos a ello en la siguiente sección de este capítulo. Pero por ahora, ten en cuenta que es fácil desarrollar conceptos erróneos sobre la mentalidad de crecimiento. En realidad, es peor creer que tienes una mentalidad de crecimiento cuando tu comportamiento y tus acciones claramente indican lo contrario. Si tienes una mentalidad fija y eres consciente de ello, al menos puedes intentar desarrollar una mentalidad de crecimiento. Sin embargo, si tienes una mentalidad de crecimiento falsa, puedes alejarte de las prácticas que desarrollan habilidades y fomentan el crecimiento.

Estás liderando con una versión incorrecta de la mentalidad de crecimiento si:
1. Crees que la mentalidad de crecimiento es binaria.
2. No logras conectar el esfuerzo con el progreso.
3. Desestimas la importancia de otros factores en tu éxito.
4. Sigues empujando en la dirección equivocada.

#1: Crees que la mentalidad de crecimiento es binaria

No es difícil imaginar personas que proclamen tener una mentalidad de crecimiento incluso cuando sus acciones estén arraigadas en una mentalidad fija. O bien no quieren aceptar su mentalidad fija o carecen de una comprensión adecuada de la mentalidad de crecimiento.

Esta gran desconexión a menudo se debe a la creencia errónea de que una mentalidad de crecimiento es binaria: o la tienes o no la tienes. La mentalidad de crecimiento no es un atributo que te defina, es un componente de tu forma de pensar. Al igual que las múltiples creencias que coexisten en tu mente, tanto la mentalidad fija como la de crecimiento se sientan juntas y aparecen en diferentes áreas de tu vida. Se activan en diferentes situaciones. Puedes muy bien tener una mentalidad de crecimiento cuando se trata de resolver problemas complejos, pero puede caer en una mentalidad fija en situaciones sociales. Puedes exhibir una mentalidad de crecimiento cuando se trata de alentar a tu hijo a practicar sus lecciones de piano mientras se siente limitado en sus propias habilidades para aprender un nuevo idioma.

Considera esto. Tu jefe te asigna un problema en el trabajo que nunca antes habías resuelto. Como aún no sabes cómo resolver el problema, elaboras un plan para resolverlo.

Tú lees todo el material relevante sobre el tema, pones en práctica ese aprendizaje mediante el desarrollo de un prototipo, buscas comentarios de colegas para mejorar tu trabajo y pides ayuda cuando te sientes atascado. Esa es la mentalidad de crecimiento que te guía para aceptar el desafío y aplicar diferentes estrategias para completar tu proyecto. En otro caso, mientras aprendes a jugar al tenis, es posible que te esfuerces, pero no notes una mejora significativa en sus golpes. En lugar de mirar hacia adentro de tu proceso, puedes decidir renunciar con la conclusión "Otros pueden hacerlo porque tienen talento. No tengo lo que se necesita para aprender tenis".

En lugar de una proclamación "Soy una persona con mentalidad de crecimiento", aprenda a identificar diferentes situaciones en las que invocar una mentalidad de crecimiento puede marcar la diferencia. Piensa en lo que te ayudará a avanzar en lugar de reteniéndote debido al miedo al fracaso, la falta de habilidades o la ansiedad de lo desconocido.

#2: No logras conectar el esfuerzo con el progreso

El esfuerzo sí importa. Sin esfuerzo, puedes tener todo el talento del mundo y aun así no lograr nada. Sin embargo, simplemente poner el esfuerzo no lo llevará muy lejos. Si sigues fallando y no pruebas nuevas estrategias, ¿obtendrás los resultados que deseas? Cuando intentas desarrollar nuevas habilidades, ¿practicar lo que ya sabes y te hace sentir más fácil te ayudará a mejorar?

Cuando luchas con algo, si te niegas a acercarte y obtener conocimiento y apoyo de tu red, ¿lograrás el tipo de progreso correcto? Cuando cometes errores, si simplemente continúas con lo que estabas haciendo antes y no te tomas el tiempo para aprender de tus errores, ¿tendrás éxito?

La investigación señala: "No se trata solo de esfuerzo.

También necesitas aprender habilidades que te permitan usar tu cerebro de una manera más inteligente... En realidad, tienes que practicar de la manera correcta para mejorar en algo. De hecho, los científicos han descubierto que el cerebro crece más cuando aprendes algo nuevo, y menos cuando practicas cosas que ya sabes". Significa trabajar más duro para pensar profundamente en los problemas, reflexionar sobre cómo resolverlos a través de diferentes estrategias, hacer ajustes a los diferentes enfoques y resolverlos en función de los comentarios recopilados en el camino. Significa no apegarse a una forma de hacer las cosas y más bien explorar formas creativas de buscar nuevas ideas.

Considera esto. Decides correr una maratón y comenzar con una rutina de práctica matutina diaria. Pronto, te das cuenta de que parece que no puedes ir más allá de 10 millas sin descomponerte. Comienza fuerte, pero termina cansado, fatigado y frustrado.

Sigues esforzándote al hacer los mismos entrenamientos todas las semanas, pero no logras progresar en tus objetivos. En este caso, simplemente hacer el esfuerzo de apegarte a tu estrategia actual no te ayudará a avanzar. Tal vez necesites diferentes sesiones de entrenamiento o más entrenamiento de fuerza, o un enfoque de ritmo diferente o un plan de alimentación. Al volver a evaluar tu esfuerzo y desarrollar un plan estratégico de carreras que varían en distancia y esfuerzo, tus posibilidades de alcanzar tus objetivos serán mucho, mucho mayores.

Para mejorar en algo, debes practicar de la manera correcta como el tipo de esfuerzo, el esfuerzo que estira tu cerebro y te enseña algo nuevo, cuenta más que la cantidad de esfuerzo.

. . .

#3: Descuentas la importancia de otros factores en tu éxito

Una profesora de ingeniería cuyos cursos en línea sobre aprendizaje son algunas de las clases MOOC más populares del mundo, dijo con razón: "La gente a menudo puede hacer más, cambiar más y aprender más, a menudo mucho más, de lo que alguna vez soñó posible. Nuestro potencial está oculto a simple vista a nuestro alrededor". Ella tiene toda la razón. ¿No es esto de lo que se trata una mentalidad de crecimiento?

Estoy totalmente de acuerdo con la creencia de que podemos aumentar nuestras habilidades si nos esforzamos, aplicamos las estrategias correctas y buscamos la ayuda de los demás. Sin embargo, pensar que "podemos ser cualquier cosa que queramos ser solo si nos lo proponemos" descarta la importancia de otros factores más allá de nuestra mentalidad en nuestro éxito. Parece centrarse en el hecho de que el único determinante del éxito es nuestra forma de pensar.

Todos sabemos que ese no es el caso. El contexto, la cultura y el entorno que nos rodea también son importantes.

. . .

Nuestra suerte juega un papel crucial en si tenemos éxito en nuestras metas o no. Tampoco todos somos iguales: algunas personas tienen mejores recursos y oportunidades y están preparadas para asumir más riesgos e invertir más tiempo y dinero para lograr el éxito. Entendamos algunos de estos factores:

Oportunidades: No todos tienen el mismo acceso y oportunidades en el camino hacia el éxito. Dónde nacemos, cómo nos criamos, nuestra educación, riqueza y muchos otros factores juegan un papel en el tipo de oportunidades que obtenemos y buscamos en la vida. Un personaje tuvo acceso a costosas computadoras y la oportunidad de aprender a programar cuando era estudiante de octavo grado en 1968. Si bien no hay duda de que es brillante, es la extraordinaria serie de oportunidades lo que lo distingue de muchos otros y lo ayudó a alcanzar el éxito.

Cultura: Nuestra cultura influye en lo que pensamos sobre nosotros mismos y en cómo nos comportamos con los demás. En muchas culturas, se espera que las mujeres sean responsables de cosas que los hombres no son. Se espera que se vean y se comporten de cierta manera. Estas fuertes dinámicas culturales impactan en el éxito de muchas mujeres jóvenes. Las mujeres siguen luchando contra los estereotipos y los prejuicios de género para tener éxito en el lugar de trabajo. Como mujer, es posible que siga siendo rechazada para un puesto de liderazgo a pesar de que puede ser la candidata más prometedora de su organización. No es tu mentalidad lo que te detiene. Tienes que luchar contra la cultura que discrimina a las mujeres en el trabajo.

Suerte: tendemos a confundir el éxito con la competencia. Si bien cualidades como la perseverancia, la curiosidad intelectual y la apertura para aceptar desafíos son esenciales para el éxito, hay muchas variaciones que a menudo quedan sin explicar. La investigación muestra que nuestra suerte juega un papel mucho más importante en nuestro éxito de lo que nos damos cuenta". Si bien la suerte no lo es todo, poner un enfoque exclusivo en nuestras cualidades puede hacer que pasemos por alto la aleatoriedad que se manifiesta de maneras más sutiles, lo que nos hace ignorar las explicaciones que involucran suerte.

Con menos recursos disponibles, las luchas de la vida a veces pueden interponerse en el camino.

Esto no significa que debas dejar de intentarlo con la creencia de que de todos modos nunca tendrás éxito. Eso será adoptar una mentalidad fija. Más bien, usa tu mentalidad de crecimiento para mejorar el proceso, preocúpate por aprender y disfruta el viaje en lugar de concentrarte en el destino al que debes llegar.

#4: Sigues empujando en la dirección equivocada

Volverte delirante y empujar con fuerza en la dirección equivocada sin mirar hacia atrás para examinar sus decisiones puede desanimarte de inmediato, incluso antes de que hayas comenzado. Como señala en una frase: "Qué diferentes son nuestras vidas cuando realmente sabemos lo que es profundamente importante para nosotros y, teniendo esa imagen en mente, nos las arreglamos cada día para ser y hacer lo que realmente importa, si la escalera no está apoyada en la pared correcta, cada paso que damos nos lleva al lugar equivocado más rápido". Una mentalidad de crecimiento no pretende interponerse en el camino de una vida efectiva. De ninguna manera implica asumir más y más responsabilidades con la creencia de que puedes hacerlo todo. Sí, desarrollar nuevas habilidades y aprender algo nuevo requiere estirarte, pero no es excusa para trabajar extra duro y comprometer tu salud. El estrés y el agotamiento por el exceso de trabajo pueden acabar con la alegría del proceso de aprendizaje. Puedes crecer sin matarte en el proceso si te mantienes realista con tus metas y te enfocas en mejoras incrementales en lugar de un gran salto en tus habilidades.

Recuerda, una mentalidad de crecimiento se trata de implementar las estrategias correctas para avanzar en tus objetivos. Esto requiere hacer el mejor uso de los recursos disponibles, decir no al trabajo que no se alinea con tus objetivos y esforzarte en las actividades que importan. Aprenderemos más sobre esto en secciones posteriores del libro.

¿CUÁL ES TU MENTALIDAD?

Para lograr cualquier cambio, un buen punto de partida es saber cuál es su posición en este momento. ¿Cuál es tu mentalidad? A menos que intentes identificar cuáles son los desencadenantes de tu mentalidad fija, no puedes aplicar estrategias y volver a entrenar tu cerebro para que esté más orientado al crecimiento.

Ten en cuenta que nadie tiene una sola mentalidad. Nuestro pensamiento en diferentes circunstancias desencadena diferentes reacciones emocionales y puede llevarnos por un camino de mentalidad fija en el que dejamos de creer en el crecimiento de nuestras habilidades o un camino de mentalidad de crecimiento en el que nos esforzamos por mantener la motivación y creemos en lograr el éxito a través del trabajo duro, el esfuerzo, la y experiencia.

. . .

A lo largo del libro, te daré ejercicios para ayudarte a pensar profundamente sobre el tema y aplicar nuevas estrategias para poner en práctica tu aprendizaje. Recuerda, aprender y no hacer es realmente no aprender. Puedes revisar cualquiera de estos ejercicios más tarde o repetirlos para dominar nuevas habilidades. Todos los recursos de este libro están disponibles en línea. Puedes hacer estos ejercicios en un cuaderno o imprimir las plantillas disponibles en línea.

Descarga todos los recursos una vez y ponlos en práctica a medida que avanza con los diversos ejercicios de este libro.

Complete el siguiente ejercicio para determinar su mentalidad predominante. Tómate un momento para leer cada uno de los escenarios a continuación y elige la descripción de las columnas B y C que mejor describa tu comportamiento o cómo sueles pensar sobre diferentes cosas en tu vida.

Trata de ser completamente honesto. Recuerda, no hay respuestas correctas o incorrectas. Lo que importa es que te quedes fiel a ti mismo cuando intentas este ejercicio.

2

Comienza Con El Cerebro

CRECIENDO. Si te han criticado constantemente por tus errores y te han dicho que no eres lo suficientemente bueno, que no puedes tener éxito y que no tienes talento, estas creencias limitantes pueden convertirse en una verdad inconsciente para tu cerebro. Ahora bien, no es posible que te culpes a ti mismo por tu entorno y las personas en él cuyas nociones guiaron gran parte de tu vida. Pero puedes tomar las cosas bajo tu control y no dejar que la opinión de otra persona se convierta en tu realidad.

Nunca es demasiado tarde para cambiar tus creencias que pueden empoderarte en lugar de detenerlo. Eso es porque tu cerebro puede ser reconectado. Puedes aprender nuevos trucos. Puedes hacer cosas que parecían imposibles o demasiado difíciles de hacer antes. Tu cerebro tiene la increíble capacidad de cambiar, adaptarse y fortalecerse, no solo de niño sino también a medida que envejeces.

Aprender a andar en bicicleta, aprender a nadar, leer un libro o incluso caminar de bebé eran habilidades que antes no tenías. ¿Cómo desarrollar estas habilidades? Observando, escuchando y practicando. Puede que no te des cuenta, pero la estructura de tu cerebro cambia cada vez que aprendes algo nuevo. Tienes un límite físico, pero tu cerebro es infinitamente maleable. Entrenar a tu cerebro en la dirección de tus metas puede elevarlo hacia su potencial.

Las investigaciones han demostrado que las células de tu cerebro no son fijas y cambian su estructura en respuesta a nuevas experiencias. Todo lo que haces lo afecta: resolver acertijos desafiantes, mirar televisión, jugar videojuegos, creando arte, aprendiendo un nuevo idioma. ¿Qué quiere decir esto? Cuanto más desafíes tu mente, más crecerá. Así como ejercitar tu cuerpo lo ayuda a desarrollar músculos, ejercitar tu cerebro lo mantiene fuerte y funcionando de la mejor manera. Piénsalo de esta manera, tu cerebro es una serie de circuitos y caminos y cada vez que experimentas algo y decides actuar en consecuencia, se activa un camino.

. . .

Cuando haces algo consistentemente, el mismo camino se dispara varias veces y fortalece el circuito. Con suficiente práctica, lo que antes era difícil se convierte en una segunda naturaleza.

¿Quieres aprender a razonar bien? Ejercita tu cerebro y practica tus habilidades de razonamiento.

Elige actividades que requieran una conexión lógica entre ideas. Participar en debates, resolver sudokus, crucigramas y acertijos.

¿Hablar en público te incomoda? Consigue algunos recitales y practicar frente a personas reales.

¿Bailar es lo tuyo? Pasa tiempo aprendiendo diferentes técnicas de baile. Encuentra tu estilo, crea flexibilidad,y practicar rutinas.

¿Quieres aprender un nuevo idioma? Encuentra un amigo o colega que hable el idioma. Visualiza, vocaliza, usa gestos y practica el idioma en la vida real.

¿Tratando de mejorar en el ajedrez? Juega muchísimos juegos, revisa tus movimientos, estudia a otros, experimenta y practica a través de rompecabezas y competencias en línea.

Puedes hacer crecer tu inteligencia. También puedes tener un cerebro más fuerte e inteligente solo si puedes superar tus creencias que te hacen querer rendirte.

Un neurocientífico de la Universidad de California en San Francisco y pionero en la investigación de la plasticidad cerebral, realizó experimentos que demostraron que el cerebro era masivamente plástico a una edad más avanzada.

Él dice: "Eso es lo que lo hace tan fabuloso. Todos tienen la capacidad de ser mejores en prácticamente todo.

Con esa comprensión, pueden ocurrir milagros en su capacidad para comprender o hacer cosas complicadas que nunca pensó que sería capaz de hacer. Tu estás diseñado para ser continuamente mejorable. Nadie ha definido cuáles son sus límites. Puedo decirte que cualquiera que creas que son tus límites, estás equivocado. Puedes estar mejor la semana que viene, un poco. Pero en un año puedes ser mucho mejor en casi cualquier cosa que te importa. No estás atascado con lo que tienes y la práctica puede ayudarte a reorganizar tu cerebro para dominar nuevas habilidades. Vamos a sumergirte en cómo puedes lograr esto.

PRIMERO: ENTRAR EN LA ARENA

Si deseas saber cómo hacer cualquier cosa, puedes obtener la mayor parte de la información con solo tocar un botón.

Está todo ahí fuera. Puedes leer libros, escuchar podcasts, asistir a talleres, ver videos o tomar cursos en línea. Toda esta información puede dejarte inspirado, energizado, impresionado y en ocasiones, incluso hipnotizado. Y, sin embargo, nada de eso tendrá un impacto duradero en su vida. Todo el conocimiento del mundo no puede convertir tus deseos en los resultados que deseas lograr. Porque no te falta información. Lo que te falta es poner esa información en acción.

Imagina esto. Estás aprendiendo a dar una presentación y pasas horas viendo videos, leyendo libros, artículos, haciendo preguntas y aprendiendo estrategias de las personas que te rodean. Sin embargo, no pones tus conocimientos en práctica. ¿Mejorarán tus habilidades? Entregarte a la práctica mental ensayando la presentación en tu mente, visualizando que la está entregando, imaginando todo con vívidos detalles, escuchando los sonidos que escucharías, sintiendo los sentimientos que sentirías puede ser una técnica útil para mejorar, pero es solo al dar la presentación real que puede mejorar significativamente. El conocimiento puede ayudarte a desencadenar el comportamiento correcto, pero la única forma de crecer es mantener la acción.

Aquí hay otro más. En tu intento de pasar de un colaborador individual a una función de gestión, se dedica a leer libros de gestión, lee todo el material que puede conseguir y observa atentamente a otras personas de alto nivel en su organización para verlo en la práctica. Pero cada vez que se presenta una oportunidad, no aplicas lo que has aprendido. ¿Tendrá las habilidades para ser un gran gerente algún día? Lo que parece bueno en teoría, a veces no funciona en la vida real. Tienes que exponerte, experimentar lo real y luego solo tú puedes desarrollar gradualmente las habilidades requeridas para ser un gran gerente algún día. La práctica implica cometer errores y los errores son esenciales para el aprendizaje. No puedes ejercitar los músculos de tu cerebro mirando desde el costado, en realidad necesitas entrar a la arena y ser parte del juego.

Mentalidad de crecimiento - Creencia de que puedes crecer

Cómo puedes crecer = Poniendo tus creencias en acción

Al igual que la arena en una playa, tu cerebro lleva las huellas de las decisiones que has tomado, las habilidades que has aprendido y las acciones que has tomado. Para ser bueno en algo, tienes que convertir estas huellas en caminos.

Tienes que disparar los mismos circuitos, no una o dos veces, sino varias veces para permitir que tu cerebro fortalezca estas señales y para hacer las cosas más fáciles que antes eran difíciles.

Cuando aprendiste a nadar, andar en bicicleta o correr por primera vez, ¿recuerdas que te dijeron que para fortalecerte, tus músculos deben esforzarse? Esto también se aplica a tu cerebro.

Si sigues haciendo lo fácil y dejas de lado las cosas difíciles, no aprenderás ni crecerás. La investigación sugiere que agregar tipos específicos de desafíos al aprendizaje en la forma de crear dificultades deseables puede ayudarte a convertirte en un mejor estudiante.

. . .

El esfuerzo importa, pero es el tipo correcto de esfuerzo lo que importa más, uno que estira tu cerebro. Entonces, si se está esforzando y no ve progreso, pregúntese "¿estás poniendo esfuerzo que amplía y expande tus habilidades o simplemente estás rastreando la cantidad de esfuerzo sin verificar su calidad?"

Piénsalo de esta manera, tu y tu amigo están aprendiendo a codificar. Sigues escribiendo piezas de código similares, que te resultan fáciles y te hacen sentir bien. Mientras tu amigo sigue empujando al siguiente nivel. A pesar de que lucha con ellos, persiste y trabaja más duro para resolver problemas difíciles. ¿Quién crees que será mejor programador después de un año?

Tomemos otro ejemplo. Suponga que hay muchas oportunidades de crecimiento en su lugar de trabajo. Tú sigue optando por apuestas seguras, aquellas que has dominado y adquirido en saber hacer.

Otro colega en tu lugar de trabajo opta por los desafíos que la empujan a desarrollar nuevas habilidades, requiere que diseñe mejores estrategias para el éxito y se esfuerce más por abordar las incógnitas involucradas en el proceso. ¿Quién cree que tendrá las habilidades y la experiencia necesarias para manejar responsabilidades de mayor nivel en el trabajo?

Menos Lucha = Menos Crecimiento Más
Lucha = Más Crecimiento

Este pasaje denominado "El hombre en la arena" del discurso pronunciado por un expresidente describe cómo la lucha es esencial para el esfuerzo: No es el crítico el que cuenta; no es el hombre que señala cómo tropieza el hombre fuerte, o dónde el autor de las obras podría haberlas hecho mejor.

El crédito pertenece al hombre que está realmente en la arena, cuyo rostro está manchado por el polvo, el sudor y la sangre; que se esfuerza valientemente, que yerra, que se queda corto una y otra vez, porque hay ningún esfuerzo sin error y defecto; pero que realmente se esfuerza por hacer las obras, que conoce grandes entusiasmos, grandes devociones, que se entrega a sí mismo en una causa digna; que en el mejor de los casos conoce al final el triunfo de los grandes logros, y que en el peor de los casos, si falla, al menos falla mientras te atreves mucho, para que tu lugar nunca sea estar con esas almas frías y tímidas que no conocen la victoria ni la derrota.

Mentalidad de crecimiento - Creencia de que puedes crecer
¿Cómo puedes crecer? - Poniendo tus creencias en acción

El resto del capítulo está dedicado a poner en acción tu mentalidad de crecimiento. Comenzaremos con una comprensión del poder del lenguaje para desencadenar el comportamiento correcto, aprenderemos sobre la importancia de alinear sus acciones con su identidad y luego trabajaremos en otras estrategias para mantener el rumbo cuando las cosas se pongan difíciles.

SEGUNDO: CAMBIA LA FORMA EN QUE TÚ HABLAS CONTIGO MISMO

Una académica, psicóloga y autora cuenta una historia sobre un semestre de primavera en su primer año de universidad en Harvard cuando se matriculó en neurobiología. Una vez, mientras tomaba una prueba, a medida que la prueba se hacía más difícil, comenzó a entrar en pánico y comenzó a pensar: ¡No voy a terminar! ¡No tengo ni idea de lo que estoy haciendo! ¡Voy a fallar! Cuanto más pensaba en ellos, menos podía concentrarse en las preguntas.

. . .

Cuando obtuvo una mala calificación la primera vez y luego otra vez durante el semestre, supo que tenía que tomar una decisión. Puede involucrarse en pensamientos autodestructivos: ¡Soy un idiota! ¡Nada de lo que hago es suficientemente bueno! y abandonar la clase o ella puede tener esperanzas: ¡No me rendiré! ¡Puedo resolver esto!

Se esforzó más, practicó los problemas más difíciles y alcanzó un nivel de dominio en el que nada podía sorprenderla. Ella no se rindió y superó sus exámenes finales. Si bien su diálogo interno negativo podría haberla hecho abandonar la clase, fue el diálogo interno positivo lo que la ayudó a dirigir su energía hacia el logro de sus objetivos.

Otro autor y psicólogo, que estudió la respuesta: "No renunciaré a la adversidad en las personas", describe dos categorías de personas.

Algunas personas, como él los llama "pesimistas", atribuyen explicaciones permanentes y generalizadas a los malos eventos: la permanencia significa que no puede hacer mucho al respecto y generalizado en el sentido de que un solo evento puede influir en una gran parte de su vida. Las explicaciones permanentes y generalizadas convierten los eventos menores en grandes contratiempos y estas personas gravitan hacia la actitud de "renuncio".

En el otro extremo del espectro están los "optimistas", aquellos que usan explicaciones temporales y específicas para describir eventos malos. Las explicaciones temporales los motivan a esforzarse en solucionar sus problemas y la especificidad mantiene el enfoque del problema en ese evento en particular sin generalizarlo. Explicaciones temporales y específicas e impulsar la claridad y fomentar la resolución de problemas. Estas personas aprenden a tomar el control de su situación y no se sienten indefensos.

Las palabras tienen poder. Pasar de un diálogo interno negativo en forma de interpretaciones permanentes y generalizadas a un diálogo interno positivo utilizando explicaciones temporales y específicas puede permitirle actuar en su situación y hacer algo al respecto. Supongamos que no cumplió con una fecha límite para entregar un proyecto. En lugar de decir "¡Soy un perdedor! ¡Arruino todo!" elige decir "No administré bien mi tiempo. Podría haber estado menos distraído. ¡Puedo posponer menos las cosas y comenzar antes!"

. . .

Piensa en los eventos recientes en tu vida: una pelea con un compañero de trabajo, un trato perdido, un objetivo de ventas perdido, haber sido pasado por alto para una promoción, recibir críticas por su trabajo, perder un cliente o cualquier otro escenario. ¿Qué lenguaje usaste para describir estos eventos? La forma en que te hablas a ti mismo juega un papel clave en la forma en que llevas tu vida. Te encontrarás con obstáculos en la vida, justos e injustos.

Y descubrirás, una y otra vez, que lo más importante no es cuáles son estos obstáculos, sino cómo los vemos, cómo reaccionamos ante ellos y si mantenemos la compostura.

Aprenderás que esta reacción determina qué tan exitosos seremos en vencerlos, o posiblemente prosperar gracias a ellos.

Donde una persona ve una crisis, otra puede ver una oportunidad. Donde uno está cegado por el éxito, otro ve la realidad con una objetividad despiadada. Donde uno pierde el control de las emociones, otro puede permanecer tranquilo.

Con la práctica, puedes modificar tu diálogo interno. Toma nota de tus emociones y cada vez que sientas que vas por un camino negativo, reformúlalo con un tono más positivo. Usa un lenguaje que describa el evento como temporal y específico, por lo tanto reparable en lugar de una explicación permanente y generalizada con un sentimiento de desesperanza.

Cuando cometas errores, en lugar de decir "No puedo hacer nada bien", elige decir "Cometí un error. Puedo arreglarlo".

Cuando tenga dificultades con una tarea, en lugar de decir "No tengo lo que se necesita", elija decir "Puedo resolver esto".

Decir es creer. Si sigues diciéndote a ti mismo que no puedes hacer algo, finalmente tu cerebro lo creerá. No dejes que tu diálogo interno negativo se convierta en una profecía autocumplida. Para desarrollar una mentalidad de crecimiento, aprenda a usar el lenguaje correcto.

Una ex triatleta olímpica, dice que la práctica constante de repetir palabras u oraciones fuertes puede ser muy útil.

. . .

"Escríbelo para que puedas volver a él", dice ella. "Luego, cada vez que te encuentres en una mala racha, saca esas palabras para que puedas superar cualquier negatividad que estés experimentando".

Toma una copia impresa de la cuadrícula a continuación y pégala donde puedas verla o mantén una versión digital en tu teléfono para que pueda usarla cuando la necesites. Ahora, cada vez que te encuentres participando en un diálogo interno negativo (primera columna a continuación), cambia a un encuadre positivo usando el lenguaje de la segunda columna. Para hacerlo más efectivo, escríbelo.

TERCERO: FORMA TU IDENTIDAD

Si a lo largo de la vida, en la escuela, la universidad y en casa, te han dado etiquetas: inteligente, no inteligente, tímido, franco, introvertido, extrovertido, atlético, no creativo o no es una persona matemática, entonces con el tiempo comienza a creer en estas etiquetas. Se convierten en una parte esencial de tu ser, el tejido de lo que eres. Tu identidad se forma en función de las creencias que tienes y estas etiquetas impulsan tu forma de pensar. Tomas ciertas acciones pensando "esto es lo que soy" y te resistes a otras con la noción "este no soy yo".

- Soy terrible cocinando. No soy deportista.
- Soy demasiado imprudente para conducir.
- Soy horrible con los rompecabezas.
- No soy bueno con los números.

Cualquier cosa que intentes hacer que no esté alineada con tu identidad no durará mucho. El conflicto con uno mismo será demasiado fuerte para implementar cualquier cambio eterno. Puedes convencerte a ti mismo de practicar una mentalidad de crecimiento e incluso puedes tener éxito una o dos veces, pero si no moldeas tu identidad, será difícil mantenerla a largo plazo. Para hacer cambios a largo plazo, tienes que hacerlas formar parte de tu identidad para que todo lo que hagas sea un reflejo de tu identidad y no entra en conflicto con ella.

La mayoría de las personas ni siquiera consideran el cambio de identidad cuando se proponen mejorar. Establecen metas y determinan las acciones que deben tomar para lograr esas metas sin considerar las creencias que impulsan sus acciones. Ellos nunca cambian la forma en que se ven a sí mismos y no se dan cuenta de que su antigua identidad puede sabotear sus nuevos planes de cambio.

Las tres capas de cambio se describen como:
La primera capa está cambiando tus resulta-

dos. Este nivel se ocupa de cambiar tus resultados: perder peso, publicar un libro, ganar un campeonato. La mayoría de los objetivos que establece están asociados con este nivel de cambio.

La segunda capa está cambiando tu proceso. Este nivel se ocupa de cambiar tus hábitos y sistemas: implementar una nueva rutina en el gimnasio, ordenar tu escritorio para un mejor flujo de trabajo, desarrollar una práctica de meditación. La mayoría de los hábitos que construyes están asociados con este nivel.

La tercera y más profunda capa es cambiar tu identidad. Este nivel se ocupa de cambiar tus creencias: tu visión del mundo, tu autoimagen, tus juicios sobre ti mismo y los demás. La mayoría de las creencias, suposiciones y prejuicios que tiene están asociados con este nivel.

El verdadero cambio de mentalidad solo puede ocurrir a través de un cambio de identidad. Su identidad debe ser más que un mero título o los resultados que desea lograr.

Debe tratarse de los comportamientos y acciones de la persona en la que deseas convertirte. Una vez que hayas definido a la persona en que deseas convertirte, puedes alinear tus acciones con él. Cuando comienzas con creencias limitantes, dejas que esas creencias guíen tus acciones. Tus acciones luego crean tu identidad. Sin embargo, cuando comienzas con la identidad, puedes elegir actuar como la persona en la que deseas convertirte. Tus acciones dan forma a tus creencias, lo que fortalece aún más tu identidad.

Comenzando con las creencias limitantes:

- Crees que nunca podrás ser bueno para hablar en público. Con esta creencia, eres más autodidacta y consciente al hablar en público, lo que te hace vacilar más. Esto refuerza aún más su identidad "No soy un buen orador".
- Crees que nunca podrás perder peso. Con esta creencia, ni siquiera lo intentas. No incluyes prácticas saludables en tu rutina lo que refuerza tu identidad "no soy saludable".

Comenzando con la identidad:

Deseas construir la identidad de una persona que es buena para hablar en público. Tu identidad te da la motivación para practicar tus habilidades para hablar en público.

Con práctica y constancia te hacen mejorar y eso da forma a tu creencia de que "puedo ser bueno hablando en público".

Quieres construir la identidad de una persona sana. Tu identidad te da la motivación para hacer cambios en tu vida e incluir prácticas saludables como hacer ejercicio y comer alimentos saludables. Cada pequeña mejora da forma a tu creencia "Puedo ser una persona sana".

Si deseas construir la identidad de una persona con mentalidad de crecimiento, debes pensar en los comportamientos y acciones de una persona con mentalidad de crecimiento. Tienes que dejar de lado las etiquetas que afectan tu confianza y crecimiento personal, desaprender creencias pasadas y desafiar tu forma de pensar. En lugar de encajar dentro de un molde, debes aprender a encontrar la libertad para explorar intereses, establecer nuevas metas y esperar mejores resultados.

Para ejecutar una startup exitosa, piensa en los comportamientos y acciones útiles de un líder orientado al futuro, la perseverancia a pesar de los fracasos, que defiende el aprendizaje. Lo que no es útil: evitar conflictos, mi camino o la actitud de la carretera, carente de influencia.

Para convertirse en escritor, piensa en los comportamientos y acciones útiles de un escritor: escribe de manera constante, publica contenido, acepta la imperfección, está abierto a los cambios. Lo que no es útil: plagiar el arduo trabajo de otra persona, inventar excusas para no cumplir con los plazos, responder a las críticas negativas con negatividad.

Para convertirte en chef, piensa en los comportamientos y acciones útiles de un chef: creatividad, atención al detalle, disposición a aceptar críticas, manejar entornos de alto estrés. Lo que no es útil: falta de confianza en el personal, mala respuesta, lenguaje corporal agresivo.

Completa el siguiente ejercicio para dar forma a tu identidad. Haz este ejercicio para los diferentes roles que desempeñas en tu vida: como padre, cónyuge, ayudante de la comunidad, amigo, trabajador, etc. Recuerde, puede tener una mentalidad de crecimiento en un aspecto de su vida y una mentalidad fija en otro. Entonces, hacer este ejercicio para cada relación importante en tu vida te ayudará a desarrollar una mentalidad de crecimiento en cada una.

Puede ser difícil la primera vez que intentes ponerlo por escrito.

Pero si empiezas a echar un vistazo consciente a tu vida y piensas en quién te gustaría llegar a ser en cada papel, ciertas ideas comenzarán a surgir. Sigue volviendo a este ejercicio y tome notas de su proceso de pensamiento. Anota todo lo que creas que te desvía de la construcción de esta identidad y todo lo que la refuerza.

Ejercicio: Da forma a tu identidad

Para cada rol en tu vida,

Como un…
1. ¿En quién deseas convertirte?
2. Describe las cualidades esenciales de esa persona.
3. ¿Qué comportamientos pueden impedirte construir esta identidad?
4. ¿Qué comportamientos pueden ser útiles para reforzar esta identidad?

Cada vez que te encuentres con una mentalidad fija, recuerda esta identidad y pregúntate si la persona en la que deseas convertirte pensará así:

En lugar de pensar en si puedes hacer algo o no, piensa si quieres ser la persona que se rinde fácilmente.

En lugar de pensar en si puedes tener éxito o no, piensa en cómo actuará una persona que quiere tener éxito.

En lugar de sentirte limitado por tus habilidades, piensa en lo que hará una persona que quiere desarrollar nuevas habilidades.

CUARTO: IMITA A LAS PERSONAS QUE ADMIRAS

Nuestra mente subconsciente funciona de manera extraña. Como dice un psicólogo y economista destacado por su trabajo sobre la psicología del juicio y la toma de decisiones: "La mayoría de las impresiones y pensamientos surgen en tu experiencia consciente sin que sepas cómo llegaron allí. No puedes rastrear cómo llegaste a la creencia de que hay una lámpara en el escritorio frente a usted, o cómo detectó una pizca de irritación en la voz de su cónyuge al teléfono, o cómo logró evitar una amenaza en el camino antes de ser consciente de ello. que produce impresiones, intuiciones, y muchas decisiones transcurren en silencio en nuestra mente."

A menudo, las personas regresan a casa del trabajo por la noche sin recordar cómo llegaron allí. Mientras que su mente consciente estaba trabajando arduamente para planificar otros eventos importantes en su vida, fue su mente inconsciente la que lo llevó a casa a salvo.

Quizás te preguntes: ¿cómo se dio cuenta tu mente inconsciente de su objetivo de llegar a casa y cómo tomó todas las decisiones que normalmente se requieren para sortear el tráfico en el camino, como detenerse en los semáforos y la ruta a seguir?

¿CÓMO TOMAMOS DECISIONES?

Tú mente inconsciente capta las señales de tu entorno, como la puesta de sol, sentarte en tu automóvil y encender el motor como una señal de que es hora de regresar a casa.

Además, cuando el mismo objetivo se activa varias veces, tu mente aprende a hacerlo sin esfuerzo. Cuanto más repites algo, más automático se vuelve. La próxima vez que se repita el patrón, ya no necesitarás involucrarte activamente con él, tu inconsciente toma las decisiones entre bastidores por ti.

Míralo de esta manera. Tu mente inconsciente es realmente un regalo. Con el poder de procesamiento limitado de su mente consciente, no podrás lograr mucho en la vida. Es tu mente inconsciente la que viene al rescate con tu capacidad para manejar grandes cantidades de información y tomar decisiones rápidas por usted. El efecto secundario: una gran parte de las decisiones que tomas todos los días operan sin que te des cuenta.

Sí, es posible que ni siquiera te des cuenta de cómo reaccionas ante los fracasos, qué haces cuando te enfrentas a situaciones difíciles o por qué te rindes fácilmente sin intentarlo cuando enfrentas algo difícil. Tu inconsciente ha aprendido de tus reacciones pasadas y toma estas decisiones por ti. ¿Qué pasa si alimentas tu mente inconsciente con los comportamientos que se esperan de una persona con mentalidad de crecimiento?

Vamos a ver cómo puedes hacer eso para que tu mente inconsciente opere con los mismos objetivos que deseas elegir voluntariamente. Pero primero una pregunta para ti: ¿estás rodeado de personas que practican una mentalidad de crecimiento, aquellas que no se derrumban ante los fracasos y se recuperan después de una mala racha temporal o pasas gran parte de tu tiempo con personas de mentalidad fija que se mueven en espiral? en la desesperanza después de encontrar incluso un episodio de fracaso? Piensa en esto por un momento antes de seguir leyendo.

Un orador motivacional dijo: "Somos el promedio de las cinco personas con las que pasamos más tiempo". Tu mente inconsciente está en juego a menudo observando y absorbiendo en silencio el comportamiento de quienes lo rodean.

Puede que no te des cuenta, pero las personas cercanas a ti influyen en tu forma de pensar de manera enorme.

¿Alguna vez has notado cómo cambia tu tono cuando estás cerca de cierto grupo de personas? Copias la forma en que hablan, te sintonizas con sus comportamientos e incluso actúas como ellos. Estas imitaciones se vuelven prominentes cuando estás cerca de alguien o lo admiras, ya que tiendes a prestarle más atención. Sin tu conocimiento consciente, tu mente adopta los comportamientos y las prácticas de quienes lo rodean.

. . .

Ahora, puede darse cuenta de por qué estar rodeado de personas con mentalidad fija no es una buena idea.

Puedes aprovechar el poder de la imitación para desarrollar una mentalidad de crecimiento siguiendo este proceso de tres pasos:

1. Rodéate de personas con mentalidad de crecimiento.

2. Deja que el grupo te guíe hacia el comportamiento correcto.

3. Reforzar tu identidad personal siendo parte de la identidad compartida.

4. Rodéate de personas con mentalidad de crecimiento.

Mira a tu alrededor y encuentra personas que admires que también practiquen una mentalidad de crecimiento.

Podría ser tu jefe, que siempre te está presionando para que mejores, tu cónyuge, que nunca deja de sorprenderte con su determinación, un amigo que se sabe que traspasa los límites, un mentor que lo inspira a crecer, o incluso tu hijo que parece nunca darse por vencido y se alegra de aprender.

. . .

Literalmente, cualquier persona a la que tengas acceso puede ser una fuente poderosa de alimentación para tu mente con las señales correctas. Llamémoslos tus "compañeros de crecimiento".

Deja que el grupo te guíe hacia el comportamiento correcto

Pase más y más tiempo con sus compañeros de crecimiento, observalos, habla con ellos y discuta las estrategias que puede poner en práctica. Mientras discutes conscientemente ideas para construir una mentalidad de crecimiento, tu mente inconsciente hará su trabajo entre bastidores para fortalecer estas creencias.

Estar rodeado de personas que tienen las habilidades que admiras no solo te ayuda a ponerlas en práctica, sino que también te sirven de inspiración en los momentos difíciles. Mientras supera los desafíos cuando no está seguro de cómo actuar o cuando se encuentra en una espiral hacia una mentalidad fija, inspírate en estas personas y pregúntate "¿qué harán en este escenario?"

Refuerza tu identidad personal siendo parte de la identidad compartida

En la sección anterior, "Dale forma a tu identidad", discutimos la importancia de alinear tu comportamiento y acciones con tu identidad. Estar rodeado de personas que demuestran el comportamiento que está tratando de construir fortalecerá tu identidad, sirviendo siempre como un recordatorio sobre las acciones que debes tomar para construir esta identidad. Una vez que vinculas tu identidad a este grupo, ya no persigue objetivos individuales. Estás en un viaje compartido que te motiva a adoptar prácticas con efectos duraderos.

Eso sí, ten cuidado con las desventajas. También funciona al revés si estás rodeado de malas influencias. Con quién te juntas es en quién te conviertes. Elige cuidadosamente.

Por Fin: Mezclar Para Fijarlo

Todos los días en la vida nos encontramos con nuevos problemas que no vienen con un manual, donde nuestros procedimientos estándar no funcionan, e incluso las soluciones de nuestra experiencia pasada en situaciones similares no funcionan. Una gran campaña de marketing que falla sin razones obvias. Un trato que fracasa a pesar de mostrar fuertes signos de éxito. Un niño pequeño feliz se pone de mal humor y se niega a calmarse. Un cliente que te da la espalda de la noche a la mañana.

Tus amigos y familiares se niegan a apoyarte cuando necesitas dinero. Te pierdes la audición que has esperado durante mucho tiempo.

¿Qué haces en tales situaciones? Te pones manos a la obra persiguiendo activamente una nueva conexión en tu cerebro para solucionar tu problema. Te esfuerzas cada vez más por concentrarte en tu problema, ejerciendo mucha energía mental en el proceso, pero te encuentras atrapado en un callejón sin salida: una conexión en tu cerebro que quieres hacer pero no puedes. Necesitas desesperadamente la perspicacia para progresar. Es exactamente en estos momentos que puedes caer en formas fijas de pensar ¡No puedo hacer esto! ¡No tengo lo que se necesita! ¡Soy terrible en eso! ¡Nunca lo haré bien! Eventualmente, si nada parece funcionar, debe ser un problema con su talento. Simplemente no tienes lo que se necesita.

Cuando te quedes atascado, haz algo totalmente diferente aunque sea por unos segundos y luego vuelve al problema.

A veces, tu capacidad de procesamiento consciente es en sí misma el problema. Sácalo del camino y aparece la solución. #17 ¿Qué significa esto? No es tu estrategia incorrecta o la falta de talento lo que se interpone en la solución de un problema, es tu propio cerebro buscando unos momentos libres para construir las conexiones correctas.

Desconéctate del problema aunque sea por unos segundos, haz algo diferente y luego vuelve a tocar tu música favorita, haz ejercicio, sal a caminar, toma una siesta, prepárate una taza de café o haz algo creativo. Cualquier cosa que distraiga tu mente del problema puede ayudarte a verlo más claramente y tendrás una mejor oportunidad de resolverlo más adelante.

Al comienzo de este capítulo, menciona que nuestro cerebro es como un músculo que crece con la práctica. Lo que no mencioné es que también se cansa después de una larga sesión de trabajo concentrado y una vez agotado, es menos efectivo. Lo que lo hace aún más interesante es cómo la energía gastada en una parte de nuestro cerebro solo causa fatiga en esa parte del cerebro mientras que el resto de los músculos del cerebro están libres para ejercitarse.

Cuando pasa una gran cantidad de tiempo planificando en el trabajo, tu cerebro puede agotarse por todo el pensamiento, la resolución de problemas y el enfoque que normalmente se requiere en un ejercicio de planificación, pero puede que te sorprenda saber que todavía te queda mucha energía para hacer otras cosas, como asistir a reuniones, leer, responder correos electrónicos o charlando con un compañero de trabajo. Esto se debe a que la parte del cerebro que piensa profundamente durante la resolución de problemas es diferente de la que hace cosas mundanas como conversar.

¿Alguna vez te preguntaste por qué los días escolares no están estructurados para tener una materia todo el día y se dividen en bloques de 45 a 60 minutos para cada materia?

Es porque estudiar Ciencias durante un día completo los lunes, inglés los martes y matemáticas los miércoles sería una forma muy ineficaz de aprender. En lugar de practicar matemáticas varias horas seguidas, una mejor estrategia es mezclarlas con inglés, ciencias y otras materias alternándolas para que tu cerebro se recupere.

¿Cómo puedes poner en práctica esta idea para que tu día sea más efectivo? Divide tu trabajo en bloques de tiempo según el tipo de trabajo.

. . .

Por ejemplo, reserva un bloque para hacer trabajo de pensamiento, otro para reuniones y reserva tiempo para realizar tareas rutinarias como correos electrónicos y responder a chats. Una gran ventaja de esta estrategia es que puedes cambiar el tipo de trabajo que haces para permitir que tu cerebro se recupere. Si estuvieras haciendo ejercicio físico, no levantarías objetos pesados todo el día.

Haz algo de levantamiento de pesas, luego algo de ejercicio cardiovascular y luego algo de estiramiento.

Cada vez que cambias tu modo de ejercicio, tus músculos se usan de nuevas maneras, con algunos descansando mientras otros trabajan. Es similar a mezclar tipos de pensamiento.

Descansa el cerebro cuando puedas mezclar las cosas. En pocas palabras, dedica tu máxima energía mental a las tareas que lo exigen programándolas correctamente.

Por lo tanto, la próxima vez que te sientas furioso por no poder resolver un problema y caigas en un pensamiento de mentalidad fija, simplemente pregúntate: "¿Es el mejor momento del día para resolverlo? ¿Debería tomar un descanso y volver?" más tarde hoy o tal vez incluso mañana?"

"Mézclalo para arreglarlo" es una estrategia de mentalidad de crecimiento que enfatiza la necesidad de:

- Recarga tus baterías incluyendo pausas en tu trabajo.
- Programa tu trabajo en diferentes bloques de tiempo basados en las demandas mentales del trabajo.

Saber que tu cerebro es tan poderoso y capaz debería inspirarte a pensar en tu propia vida.

¿Estás haciendo cosas sin optimizar realmente tu cerebro para lograr la máxima eficacia? Aprovecha las estrategias de este capítulo para aprovechar al máximo tu tiempo y energía. Todos tenemos una cantidad limitada de energía y saber cómo gastarla con cuidado puede marcar una diferencia significativa en la vida que construimos para nosotros mismos. En el próximo capítulo, aprenderemos cómo usar los errores y los problemas como oportunidades para mejorar y no dejar que los reveses temporales se conviertan en excusas permanentes para renunciar.

3

Ponte Cómodo Con Los Errores

Hay ironía en los errores, contrario a que los errores suenen mal, es divertido saber que son buenos para nosotros. Como seres humanos imperfectos, todos, en un momento u otro, evitamos asumir la responsabilidad de nuestras acciones y usamos la culpa, las mentiras y otras excusas para ignorar las consecuencias de nuestras decisiones. Si bien la mayoría de nosotros no tomamos decisiones de vida o muerte y las consecuencias de nuestros errores son más bien triviales que trágicas, al menos en el esquema más amplio de las cosas, nos resulta extremadamente difícil aceptar y decir "Cometí un error", primero a nosotros mismos y luego a los demás. La elección de aguantar o no determina cómo actuamos y qué hacemos a continuación. Encubrir los errores en lugar de reconocerlos es lo que lleva a peleas de pareja, pérdida de confianza entre amigos, prácticas poco saludables en el trabajo e incluso estancamiento de nuestro propio crecimiento personal. ¿Cómo podemos aprender de nuestros errores a menos que admitamos que los cometimos en primer lugar?

Un filósofo alemán dijo una vez: Lo que no me mata, me hace más fuerte. Transmite un hecho simple: el camino hacia el éxito pasa por el fracaso. Está salpicado de errores, grandes y pequeños, y cuando nos enfrentamos a desafíos, emergemos del otro lado con más confianza de la que comenzamos. Pero esta creencia no es para todos y las personas con una mentalidad fija no aceptan esta idea. Para ellos, el error no es solo algo que debe evitarse, es algo que debe evitarse a toda costa. Este enfoque activo en evitar errores es un factor importante en tu proceso de toma de decisiones, que a menudo determina no sólo cómo actúan sino también cómo reaccionan después.

Las personas con mentalidad de crecimiento no piensan de esta manera. Tampoco persiguen activamente los errores ni se obsesionan por evitarlos. El error es solo un componente de tu pensamiento, un paso necesario para aprender y crecer. Esto crea una división en el medio con personas con mentalidad fija por un lado que promueven la teoría de que "los errores son malos" y personas con mentalidad de crecimiento por el otro que lideran con "los errores son buenos".

Personas en el grupo "los errores son malos":
1. Abandonar su responsabilidad

2. Sinonimizar error con derrota
3. Vive dentro de una red de seguridad

Abandonar tu responsabilidad

Las personas que consideran que los errores son malos viven con un falso sentido de la realidad, a menudo culpando de sus errores a situaciones y entornos fuera de su control.

Siempre hay alguna excusa para que las cosas no salgan como esperaban: en un momento fue un compañero de trabajo que arruinó la integración, en otro momento no cumplieron con la fecha límite porque el cronograma no era realista, a veces son sus hijos los que los distraen de concentrarse y una de las principales causas de un error de cálculo en su informe y, en otras ocasiones, es un fallo del sistema que les quitó su preciso tiempo y les dejó menos tiempo para preparar la presentación. ¿Por qué dedicar tiempo a identificar su contribución al error cuando otra persona es la fuente de su problema?

Sinonimizar error con derrota

. . .

Las personas con la teoría de que "los errores son malos" se sienten bien cuando las cosas van bien, pero se desmoronan cuando las cosas no van bien. Un error y pierden interés y abandonan, simplemente no quieren parecer estúpidos. Para ellos, los errores no son decepcionantes ni temporales, son fuerzas poderosas que los empujan hacia abajo de las que nunca se recuperan del todo, a menudo diciéndose a sí mismos una versión de "¡Nunca podré ser lo suficientemente bueno! ¡No tengo lo que se necesita! ¿Qué es ¡El punto en intentar si nunca tendré éxito de todos modos!"

Cuando los errores no se alinean con su objetivo de demostrar su inteligencia y reflejan mal su competencia, los ocultan para evitar ser criticados. Aceptar los errores es aceptar la derrota y eso no va tan bien con la imagen que se ha construido.

Vive dentro de una red de seguridad

¿Qué es más arriesgado que hacer algo que nunca has hecho antes? El miedo a los errores crea un fuerte deseo de jugar seguro. Al evaluar las oportunidades, su voz interior les dice que se apeguen a lo conocido, hagan cosas que siempre han hecho antes, eviten la experimentación, ignoren los desafíos y rechacen las oportunidades que son riesgosas. Aceptar la mediocridad como forma de vida ya que nunca toman medidas para mejorar sus habilidades.

La vigilancia constante para "evitar errores a toda costa" genera más estrés y ansiedad.

Personas en el grupo "los errores son buenos":
1. Aceptar la responsabilidad
2. Usa esta experiencia para aprender y crecer
3. Pon a prueba tus habilidades

Aceptar la responsabilidad

Aunque los errores duelen y aceptar un error no es más que emocionalmente desagradable, estas personas asumen toda la responsabilidad por sus errores. Se niegan a participar en juegos de culpa, profundizan para analizar su error e identifican lo que podrían haber hecho para evitarlo. Difícilmente fácil y agradable, lo que los mantiene en marcha es saber que encontrar la causa raíz de los errores es la única forma de evitarlos en el futuro.

Usa esta experiencia para aprender y crecer.

Los errores son eventos singulares que de ninguna manera reflejan sus habilidades o una medida de su competencia. Son señales para esforzarse más, implementar mejores estrategias y buscar ayuda. ¿Se te pasó una fecha límite? Probablemente necesites esforzarte más. ¿Perdiste un trato?

Prueba una estrategia diferente la próxima vez. ¿Nada funciona? Pedir ayuda. Con tu decisión arraigada en el aprendizaje y el crecimiento, cuando se les presentan pruebas que confrontan tu punto de vista y resaltan tu error, no se ponen una armadura de autojustificación, sino que muestran curiosidad por comprender diciendo "Puedo estar equivocado. Repasemos esto juntos".

Poner a prueba tus habilidades

Son conscientes de que el camino hacia las oportunidades viene con sus propios desafíos y cometerán muchos errores en el camino, pero no pueden aprender sin esforzarse. Abrazar las dificultades y las incógnitas, sacudirse el polvo cuando se caen y seguir adelante es la única forma de desarrollar habilidades y capacidades. A decir verdad, es posible que no obtengan lo que se propusieron lograr, y sí, es posible que se sientan decepcionados por un breve período, pero pronto se recuperan con el sueño de un futuro mejor. En su mundo, el éxito no es un destino, es un viaje.

. . .

Ahora que conoces los dos grupos, hagamos este pequeño ejercicio. Tómate un momento para pensar a qué grupo perteneces: ¿te identificas con el grupo "los errores son malos" o "los errores son buenos"? ¿Qué parte de su pensamiento acentúa esta creencia? Sé honesto contigo mismo.

Tu reacción a los errores es en gran parte un factor de tu entorno, ya que te sientes tentado por las formas de las personas que lo rodean. Piensa por un momento: ¿cómo responde la gente a tu alrededor a los errores y fracasos?

¿Fomentan discusiones abiertas, hacen preguntas y usan la humildad y la curiosidad para llegar a la causa subyacente o el juego de la culpa se interpone en el camino de aceptar las lecciones del fracaso? ¿Eres parte de una cultura donde admitir errores significa asumir la culpa?

¿Las personas que te rodean practican la apertura, la paciencia y la tolerancia a los errores? ¿Cómo se alinea tu forma de pensar con las personas cercanas?

¿A ti? Es fácil aceptar los errores cuando nadie está mirando, pero ¿cómo actúas cuando hay otros cerca? ¿Prácticas el coraje? Me recuerda al legendario entrenador de baloncesto de la UCLA a quien le gustaba decir "El éxito nunca es definitivo; el fracaso nunca es fatal. El coraje es el que cuenta.

1er paso: Actualiza tu sistema de creencias a "los errores son buenos"

Si bien la creencia correcta es una condición necesaria para realizar cualquier cambio significativo en tu vida, como veremos más adelante en este capítulo, no es suficiente. Incluso con la creencia correcta, la autojustificación puede interponerse en el camino. Puedes creer que "los errores son buenos", pero en realidad no pone en práctica estrategias efectivas para aprender de sus errores.

DESESTIGMATIZAR ERRORES: NADIE ES PERFECTO

William Hose fue gerente de integración de lanzamientos en la NASA en 2003, cuando siete astronautas murieron en la explosión del transbordador espacial Columbia. En una carta a los empleados de la NASA, Hose asumió toda la responsabilidad por el desastre. Aceptó su error:

"Tuve la oportunidad y la información y no la aproveché. No sé lo que diría una investigación o un tribunal de justicia, pero estoy condenado en el tribunal de mi propia conciencia a ser culpable de no impedir el desastre de Columbia. Podríamos discutir los detalles: falta de atención, incompetencia, distracción, falta de convicción, falta de comprensión, falta de columna vertebral, pereza. La conclusión es que no entendí lo que me decían; levántense y sean contados. Por lo tanto, no busquen más; soy culpable de permitir que Columbia se estrelle". A pesar de que un trabajador del Centro Espacial Kennedy se había quejado con él de que no habían escuchado a ningún gerente de la NASA admitir tener la culpa del desastre, dijo: "No puedo hablar por los demás, pero déjame dejar las cosas claras. Yo tengo la culpa".

Escribió en su carta: la nación nos ha dicho que nos levantemos, arreglemos nuestras deficiencias, volvamos a volar y nos aseguremos de que no vuelva a suceder... La nación nos está dando otra oportunidad. No solo para volar el transbordador de nuevo, sino continuar explorando el universo en nuestra generación.

Una vez que se puso a resolver los problemas culturales en la NASA, dijo: Lo primero que tenemos que hacer es tener que dejar la arrogancia a un lado. Hose se convirtió en un oyente. Cuando un ingeniero se acercó a él con un problema después del accidente, incluso si no lo entendía, lo intentó.

Hose supervisó muchos de los vuelos del transbordador después del accidente, no volvió a fallar. Dice que hicieron muchos cambios en las listas de verificación. Pero cree que el mayor cambio fue que todos los que trabajaban en la NASA mejoraron para hablar y escuchar. Ese es el poder de reconocer los errores y aprender de ellos. En otro evento sorprendente, una presentadora dedicó un programa completo a disculparse por cometer un error.

2do paso: Reconoce tu error

Hagamos un ejercicio. Piensa en dos personas exitosas en tu vida que admires: podría ser tu amigo, compañero de trabajo, padres, maestro, entrenador, cualquiera. Ahora, comuníquese con ellos y discuta su camino hacia el éxito. ¿Qué errores cometieron en el camino, qué tan difícil fue la experiencia, cómo se sintieron en esos momentos, qué hicieron después y cuáles fueron sus aprendizajes? Una vez que tenga la información, escríbela usando la plantilla a continuación y utilízala como un recordatorio de que incluso las personas exitosas cometen errores. Úsalo como una fuente de inspiración para hacer lo correcto para ti.

DESGLOSE: ¿QUÉ ESTÁ BAJO TU CONTROL?

No todos los errores son iguales y no todos los errores son deseables. Algunos errores evocan sentimientos de vergüenza, conmoción y confusión, otros pueden ser buenos para nosotros y algunos también pueden ser desastrosos, a menudo lastimando y dañando a otros al destruir la confianza que depositaron en nosotros. Nos enfocamos demasiado en los errores inevitables que están fuera de nuestro control mientras dejamos pasar los que tienen tremendas oportunidades de crecimiento. Los errores que captan nuestra atención no generan ningún valor ya que nos negamos a utilizar una lente adecuada para analizarlos. Al tratar todos los errores por igual, no tomamos las medidas adecuadas.

Los errores son evitables (bajo su control) o inevitables (impulsados por circunstancias externas fuera de tu alcance o un subproducto de aprender algo nuevo). Conocer esta distinción puede ayudarte a decidir el siguiente mejor curso de acción posible.

Exploremos primero los errores evitables. Los errores evitables son indicadores claros de cómo ciertos comportamientos pueden tener un efecto dañino en tus relaciones, trabajo y crecimiento. Una vez que aprenda a reconocer estos comportamientos, puedes implementar acciones correctivas para evitar estos errores en el futuro.

Digamos que siendo el experto financiero de la casa,

decides invertir una pequeña porción de tu riqueza, pero a pesar de ser extremadamente cauteloso, lo pierdes todo. En el peor de los casos, te sentirás avergonzado por ello. Ahora, imagina hacer lo mismo con el dinero de tus padres. Esta vez, en lugar de hacer una pequeña apuesta, inviertes los ahorros de toda tu vida. ¿Cómo te sentirías? ¿Cuál será su reacción? Cuando se trata de situaciones de alto riesgo, los comportamientos de toma de riesgos no son realmente oportunidades para aprender y siempre que sea posible, es mejor prevenir que lamentar.

Otra gran oportunidad radica en observar tu propio comportamiento cuando sabes hacer algo bien. La confianza excesiva en sus habilidades puede distraerte de concentrarte en la tarea que tienes entre manos. Puedes empezar a tomarte las cosas a la ligera. ¿No son estas grandes oportunidades para corregir tu comportamiento y evitar cometer un error en primer lugar?

Puedes posponer las cosas durante mucho tiempo y luego apresurarte a hacer la presentación en el último momento.

Es posible que no prestes atención a los detalles de tu discurso de marketing e implemente las mismas viejas estrategias que siempre le han funcionado a pesar de que la situación exige una nueva. Puede negarse a verificar las afirmaciones en su editorial.

Los errores inevitables exigen una orientación completamente diferente. ¿Te preocupa la parte del error que estaba más allá de tu control? ¿Podrías haber hecho algo para cambiar tu situación? Un filósofo estoico griego, escribió una vez: "En la vida, nuestro primer trabajo es este, dividir y distinguir las cosas en dos categorías: las cosas externas que no puedo controlar, pero las elecciones que hago con respecto a ellas sí las controlo". En lugar de enfocarte en la parte del error que no pudiste controlar, mira internamente las decisiones que tomaste. Digamos que organizaste un evento al aire libre y un gran aguacero en el último minuto lo convirtió en un desastre tanto para los organizadores como para los asistentes. ¿Seguirías culpando al clima o lo usarías para aprender a tener un plan de respaldo para tu próximo evento?

Otro tipo de error inevitable ocurre cuando intentas expandir tus habilidades, desarrollar nuevas habilidades o adquirir nuevos conocimientos. Como aún no sabes cómo hacer algo bien, es probable que cometa algunos errores.

Cada error sirve como una señal positiva de que estás desafiando y superando tus límites para aprender algo nuevo, lo que a menudo implica que te diriges en la dirección correcta. Estos errores son buenos, inevitables y necesarios para tu crecimiento. El fracaso no es un mal necesario.

De hecho, no es malo en absoluto. Es una consecuencia necesaria de hacer algo nuevo.

3er paso = Categorizar su error

Si sigues empujando todos tus errores en la misma pila, nunca aprenderás nada de ellos. Hazte estas preguntas para ver los errores por lo que son y aprender de tus puntos de vista únicos:

1. ¿Mostré un comportamiento arriesgado en una situación muy alta?

2. ¿Mi descuido contribuye a todos estos errores?

3. ¿Estos errores son el resultado de mi deseo de aprender algo nuevo?

4. ¿Hubo un factor externo fuera de mi control a este error?

RECONOCER LA NEGATIVIDAD: NEGACIÓN Y AUTOJUSTIFICACIÓN

La mayoría de la gente piensa en aprender de los errores como un triple proceso de pasos:

1. Reconocer el error
2. Reflexionar sobre lo que salió mal y asimilarlo en estrategias fáciles de implementar
3. Ponga estas estrategias en acción

Es más complicado que eso. Reconocer un error es simplemente un reconocimiento de tu existencia. Todavía no has aceptado realmente tu parte en él. Es la etapa de reflexión en la que tratas de dar sentido a todo lo que sucedió y es exactamente donde la realidad se distorsiona.

Por lo general, cuando cometes un error y lo reconoces tú mismo o se te informa, sientes una emoción de ira, miedo, tristeza, vergüenza, decepción, desesperanza, ansiedad, frustración o curiosidad, y luego tratas de racionalizar esa emoción. Le das un lenguaje al contarte una historia, a menudo racionalizando cómo ves que se desarrollan los diversos eventos.

Cuando tu reacción extrema a los errores es, cómo se describe tú deseas dejar de existir. Describe el momento de darse cuenta como querer meterse en una cueva, caer por un agujero en el suelo o simplemente desaparecer. Hablas de perder la cara como si tu error realmente te hiciera desaparecer, como si tu identidad hubiera sido borrada por la experiencia de estar equivocado", te aferras a la duda para esconderte de tus errores: "Me siento pequeño en comparación con ¡otros!" "¡Me preocupa lo que otros pensarán de mí!" "¡No quiero parecer incompetente!" "¡No quiero que me critiquen!" "¡No confío en mis habilidades!" "Tengo miedo de fallar."

DUDAS DE TI MISMO

- Tengo miedo de fallar.
- No confío en mis habilidades.
- No quiero ser criticado.
- No quiero parecer incompetente.
- Solo quiero subir mi autoestima.
- Me siento pequeño en comparación con los demás.
- Me preocupa lo que los demás pensarán de mí.

Con el objetivo de proteger tu autoestima, la autojustificación salta automáticamente a la acción ayudándote a deshacerte de las emociones negativas. Un psicólogo social, describe la autojustificación como "mentirnos a nosotros mismos". La autojustificación no solo minimiza nuestros errores y malas decisiones, también es la razón por la cual todos pueden ver a un hipócrita en acción menos el hipócrita. Por eso la autojustificación es más poderosa y más peligrosa que la mentira explícita. permite que las personas se convenzan de que lo que hicieron fue lo mejor que pudieron haber hecho. De hecho, ahora que lo pienso, fue lo correcto. Desde la autojustificación. funciona por debajo de la conciencia, es posible que ni siquiera te des cuenta de que lo estás usando como un escudo al eludir tu responsabilidad: ¡No cometí un error! La autojustificación te protege al culpar a algo o a alguien más por tu situación.

- Perdí una fecha límite porque no era realista. Al menos hice mi mejor esfuerzo.
- Ayer comí comida poco saludable porque mi compañero de cuarto compró mucha comida chatarra. Realmente, no había mejores opciones.
- Choqué contra un automóvil porque el otro conductor manejaba de forma imprudente. De hecho, evité un daño mucho mayor.
- Necesito apegarme a mi carrera aunque me haga sentir miserable porque he gastado mucho tiempo y energía en ella. No hay mejores trabajos por ahí.

Cuando justificas tus acciones ante los demás, todavía existe la posibilidad de corrección, ya que la otra persona podría señalarlo. Pero cuando te lo justificas a ti mismo, creyendo que tu versión es la verdad, no hay posibilidad de autocorrección o aprendizaje. Te quedas atascado en tu propio círculo de errores, reforzando las creencias que tienes y fortaleciendo tus mentiras con cada error que cometes.

Bloquea tu capacidad de ver tus propios errores distorsionando la realidad y bloqueando la información que necesitas para ver los problemas con claridad. ¿Cómo puedes aprender y crecer cuando ni siquiera puedes admitir tus propios errores?

¿Significa esto que no hay esperanza para ti? Absolutamente no. Puedes aprender a romper este bucle como veremos en la siguiente sección, pero primero debes aceptar que existe.

Todos, en algún momento u otro, caemos en la autojustificación y la usamos como vía de escape para encubrir nuestros errores.

4to paso = Reconocer el bucle de error

Hagamos este ejercicio. Piensa en cualquier error reciente en el que te hayas negado a asumir la responsabilidad: ¿cuál fue el error, cómo te sentiste cuando se enteró por primera vez del error (piensa en la emoción), qué historia se contó a sí mismo, la racionalización reforzó tu creencia? Dibuja tu propio ciclo de error y agrega tantos detalles como sea posible en el recurso que se proporciona a continuación. Es importante que hagas este ejercicio ahora, ya que lo haremos que aprenda a romper este bucle en la siguiente sección.

Ejercicio: El bucle del error

1. Error: describir la situación.
2. Emoción: ¿Cómo te hizo sentir?
3. Reforzamiento: ¿Cómo reforzaste tu creencia?
4. Racionalización: ¿Qué historia te dijiste a ti mismo?

Y así se tienen que ir repitiendo esas cuatro etapas.

Buscar una perspectiva externa sobre nuestros errores realmente no ayuda mucho. Casi nadie conoce la realidad de nuestra situación, la mayoría no hablará para evitar hacernos daño, algunos nos darán consejos irrelevantes y muy pocos se atreverán a decir la verdad. No dejamos de ver la realidad por falta de información. El problema está en cómo tomamos las decisiones. Recopilamos fragmentos de información que confirman nuestro pensamiento y rechazamos toda evidencia que lo contradiga.

Dada la oportunidad de presentarse, la autojustificación es realmente buena en su trabajo. No se moverá una vez que lo dejes pasar ignorando cualquier información externa que interfiera con su propia conclusión. La única forma de salir de este bucle de error seguido de autojustificación, seguido de más refuerzos, es cortar de raíz. Estar atento a tu propio pensamiento y atraparte a ti mismo antes de que sea demasiado tarde.

En lugar de dejar que el pensamiento automático impulse tu decisión, puedes aprender a reconocer estos momentos de incomodidad y tomar una decisión consciente para evitar que nublen tu juicio. Puedes romper el ciclo deteniéndote justo en el momento en que sientes una emoción e insertando un momento de autodeclaración. ¿Qué es lo que hay que hacer? Corta el cable, no dejes que la racionalización entre en acción. Agárralo en su origen y niégale el poder de justificar tus acciones.

¿Cómo? En el momento en que sientas una emoción, reconoce tu error y acepta la responsabilidad.

Repítete esto varias veces "Cometí un error. Puedo aprender de él". Esta simple frase le dará poder a tu mente para adoptar un modo de solución en lugar de una meta contraproducente de empujar la culpa externamente. Con una nueva meta, ya no mirarás hacia atrás con insatisfacción, mirarás hacia adelante con ganas de crecer. Experimentarás un giro diferente en las emociones negativas a medida que te conviertas en el escritor de tu propia historia.

5to paso = Rompe el bucle

El verdadero trabajo comienza ahora. Analizar tu error no será tarea fácil. Sin duda, el ejercicio será desagradable.

La experiencia no es más que emocionalmente agotadora y es fácil dejarse llevar por las emociones atribuyendo causas superficiales o acelerando el análisis sin conclusiones significativas. No dejes que eso suceda. Pasar de razones obvias y superficiales a la causa raíz subyacente. Profundiza, establece conexiones, identifica y aprende de tu pasado, haz preguntas y solo acepta una respuesta que aclare qué hizo mal y qué acción podría haber evitado que ocurriera el error. ¿Qué salió mal, por qué cometiste el error, fue el error evitable o inevitable?, ¿cómo puedes solucionarlo, qué te enseña este error sobre ti mismo?

Una técnica poderosa para pasar de una comprensión superficial de tu error a la causa raíz subyacente es usar la técnica de los "cinco porqués" diseñada por un ejecutivo quien la usó dentro de una corporación automotriz durante la evolución de sus metodologías de fabricación.

Pregunta por qué ocurrió el error y usa la respuesta como premisa para la siguiente pregunta, repitiendo todo este proceso cinco veces para profundizar en la causa real del problema. Al repetir "por qué" cinco veces, la naturaleza del problema y su solución quedan claras. Considera este ejemplo:

1. P: "¿Por qué tardé más de lo esperado en entregar el proyecto?" R: Tuve que volver a trabajar en algunas de las características.

2. P: "¿Por qué tuve que volver a trabajar en algunas funciones?" R: Hice suposiciones equivocadas sobre ciertos requisitos.

3. P: "¿Por qué hice suposiciones incorrectas sobre estos requisitos?" R: No aclaré los requisitos al principio.

4. P: "¿Por qué no aclaré los requisitos al principio?" R: Esperé demasiado para comenzar a trabajar y luego asumí que era demasiado tarde para hacer preguntas aclaratorias.

5. P: "¿Por qué esperé demasiado para empezar a trabajar?" R: Estaba demasiado confiado en mis habilidades.

Este ejemplo demuestra claramente que el error real es bastante diferente de la respuesta a la primera pregunta. Sin profundizar más, podríamos detenernos en la primera respuesta que se nos ocurra. Apenas la respuesta que necesitamos para resolver el problema y evitar que vuelva a ocurrir. Cinco porqués es una guía general. Puedes detenerte en tres o ir hasta siete por qué, lo que sea que te dé la respuesta que necesitas para comprender mejor tu error.

6to paso = Aprende de tu error

El ejercicio puede ser desagradable, pero los resultados son maravillosos. Un poco de dolor se convierte en una gran ganancia en el futuro y, sinceramente, es mucho más fácil resolver un error que acaba de cometer en lugar de lidiar con él una vez que se ha vuelto demasiado grande para manejarlo. Como dice un gran autor: Si puedes admitir un error cuando es del tamaño de una bellota, es más fácil repararlo que cuando se ha vuelto del tamaño de un árbol, con raíces profundas y de gran alcance.

Con suerte, esto pondrá en marcha tu pensamiento sobre los errores que has cometido en tu propia vida. Repite el ejercicio que hicimos en el apartado anterior. Esta vez, en lugar de repetir el ciclo, rómpelo usando las estrategias especificadas aquí. Utilice el recurso proporcionado a continuación para aprender de sus errores.

Ejercicio: Aprendiendo de los errores

1. Error: Describe la situación

2. Emoción: ¿Cómo te hizo sentir?
3. Aprende: Identifica la causa raíz
4. Autodeclaración: Reconoce tu error

¿Cómo te sientes después de este ejercicio? ¿Podrías haber aprendido tanto sin cometer un error?

Si haces esto cada vez que cometes un error, puedes hacer mucho mejor las cosas. Puedes aprender y crecer.

RECUÉRDATE A TI MISMO: NO ESTÁS SOLO

Pregunta a las personas exitosas cómo han logrado el éxito en la vida y, a menudo, encontrarás una expresión de la importancia de los errores en la configuración de sus vidas.

Las personas que están en la cima de su juego no tienen todo resuelto. Todavía cometen muchos errores. Hay momentos en que luchan. Lo que los hace sobresalir de los demás no son tus contratiempos, sino tu disposición a usar tus errores para seguir adelante.

. . .

En caso de duda, recuerda siempre, nadie es perfecto. Todos tienen un lápiz y una goma de borrar, un lápiz para escribir tu propia vida y una goma de borrar para arreglar las partes que no les gustan. Porque en realidad, solo tú puedes.

Haz este último ejercicio sobre los errores. Lee cada una de las citas a continuación y escribe lo que cada una significa para ti. También puedes hacer esto como un ejercicio grupal con tu equipo o amigos y compartir cómo piensa cada uno de ustedes.

Hacerlo juntos no solo es más divertido, sino que también permite aprender mucho más al echar un vistazo a tantas perspectivas únicas.

Ejercicio: Todos cometemos errores
1. Cualquiera que nunca ha cometido un error nunca ha probado nada nuevo.
2. El buen juicio proviene de la experiencia, y la experiencia proviene del mal juicio.
3. La libertad no vale la pena si no incluye la libertad de cometer errores.
4. El mayor error que puedes cometer en la vida es estar continuamente temiendo que cometerás uno.
5. Nunca debes sentirte mal por cometer errores...

siempre y cuando te tomes la molestia de aprender de ellos.

Porque a menudo aprendes más equivocándote por las razones correctas que acertando por las razones equivocadas.

6. Todos tenemos decisiones difíciles que tomar en algún momento de nuestras vidas; no todas serán correctas y no todas serán sabias. Algunas son complicadas, con consecuencias que nunca podríamos haber previsto. Si podemos resistir la tentación de justificar nuestras acciones de una manera rígida y con exceso de confianza, podemos dejar la puerta abierta a la empatía y una apreciación de la complejidad de la vida, incluida la posibilidad de que lo que era correcto para nosotros podría no haberlo sido para otros.

Estoy seguro de que seguirás cometiendo muchos errores en tu vida, no hay forma de evitarlo. Pero ahora, en lugar de participar en comportamientos que lo hagan retroceder, elegirá aceptar la responsabilidad y seguir adelante. Estarás dispuesto a pasar por experiencias desagradables en el momento para tener experiencias mucho mejores en el futuro. Tomarás las decisiones correctas incluso si son dolorosas al principio porque solo tú sabes la alegría que traen después. Simplemente te negarás a esconderte detrás de una mentalidad fija y abrazarás la libertad de cometer errores con una mentalidad de crecimiento.

. . .

En el próximo capítulo, aprenderemos sobre el increíble poder de la simple palabra "todavía", cómo hacer algo significativo requiere más de un intento y las estrategias para superar nuestros puntos ciegos para lograr un progreso significativo.

4

Aplicar El Increíble Poder Del Todavía

Cuando mi hija María, que pronto cumplirá 8 años, viene a mí y me dice: ¡No puedo patinar por las pistas! ¡No puedo hacer este paso de baile! ¡No puedo arreglar este coche de juguete! Simplemente le pido que complete la frase con "todavía" -¡Todavía no puedo patinar por las pistas!

¡Todavía no puedo hacer este paso de baile! ¡Todavía no puedo arreglar este coche de juguete! Decir "no puedo" desencadena la creencia de que nunca podrá hacerlo, no está a su alcance. Eso la hace darse por vencida sin esforzarse lo suficiente. Decir "No puedo hacerlo... todavía" indica que simplemente no puede hacerlo en este momento, pero siempre se puede aprender. Con más esfuerzo o una mejor estrategia, se puede lograr. Uno se trata de aceptar la derrota, el otro se trata de aceptar el desafío.

Hay otra gran diferencia entre "No puedo" y "Todavía no puedo". No puedo es la sensación de estar atrapado en el presente, no lo suficientemente bueno en este momento.

Todavía no puedo, se trata de la visión, la motivación para mejorar en el futuro. Es lo que describe un ex miembro del equipo nacional británico que ha estado entrenando a niños desde 1982, que es la diferencia entre ganadores y llorones.

Él dice: "Los ganadores crearán una larga lista de cosas que deben hacer para aprender la habilidad que quieren. Debo aprender a lanzar correctamente parado de manos. Debo desarrollar un golpe de golpe eficiente a través de la parte inferior. Debo formar una patada cerrada sobre el bar. Tus llorones, por otro lado, se ocuparán de crear una larga lista de excusas para justificar sus dudas. Soy un lanzador pésimo. No puedo hacer tapping. Me asusto cuando estoy boca abajo. . En otras palabras, sus ganadores están formando un plan de acción mientras que los quejosos están hundiendo sus raíces de mediocridad más y más profundamente".

No puedo hacer esto… todavía.

Esto no funciona... todavía.
No sé... todavía.
No tiene sentido... todavía.
No lo entiendo... todavía.
No soy bueno en esto... todavía.
"Todavía."

Esta simple palabra de tres letras es el sonido de la posibilidad, una intervención positiva en nuestra vida para ayudarnos a ver con claridad. El empujón que todos necesitamos para tomar el control de nuestra vida mirando más allá de los obstáculos del presente hacia las oportunidades del mañana. "Todavía" lleva consigo la expectativa de que podemos llegar a nuestro destino. Crea una emoción hacia el futuro sobre todas las cosas increíbles que aún no podemos hacer. Los seres humanos están naturalmente inclinados a aprender con una capacidad de por vida para nuevas formas de pensar y nuevas formas de hacer las cosas.

El sonido del todavía refuerza esa curiosidad. Nos recuerda que es posible que aún no seamos lo suficientemente buenos, lo suficientemente hábiles y que esa cosa intimidante que nos mira fijamente puede asustarnos, pero definitivamente está a nuestro alcance. Puede tomar un poco más de tiempo, pero solo podemos lograrlo si nos esforzamos lo suficiente y durante el tiempo suficiente.

. . .

Aaron Spencer describe "todavía" como una simple palabra que falta. Él dice: "Todavía no es el resultado de una persistencia descarada. Es lo que ganamos con el aprendizaje, la perspicacia y la generosidad. En el camino, todavía se convierte en no puedo. Puedes agregarlo después de cualquier oración relacionada con tu viaje de logro y contribución.

No he terminado el proyecto
    No he aprendido a hacer malabares
    No he hecho la venta
    TODAVÍA."

Este es el poder del todavía. Como señala este artículo de un periódico muy importante en Estados Unidos, si alguna vez tomaste un crucigrama y te dijiste a ti mismo: "No soy lo suficientemente inteligente" o "No tengo un vocabulario lo suficientemente grande para esto", aquí hay un pequeño secreto: un crucigrama no es una prueba de inteligencia, y resolverlo no se trata realmente del tamaño de tu vocabulario. Convertirse en un buen solucionador se trata de comprender lo que las pistas te piden que hagas. Puede que todavía no sepas cómo resolver un crucigrama. Pero, absolutamente puedes aprender a hacer eso.

. . .

Esto se aplica a todo. No naces con todas las habilidades que necesitas en la vida, tienes que trabajar duro para desarrollarlas. ¿Aún no sabes conducir un coche? Puedes aprender a conducirlo. ¿Aún no puedes sellar un trato? Puedes aprender a negociar mejor. ¿Aún no sabes tirar un aro?

Puedes aprender a tirar aros de una mejor manera. Cuando tu mentalidad fija quiera darse por vencido con "No puedo hacerlo", usa tu mentalidad de crecimiento para corregirlo con "No puedo hacerlo... todavía".

Sin embargo, pensar en "qué sigue" puede poner patas arriba los obstáculos en tu camino. Puede hacer esto posible lo que no parecía posible antes. Puedes mostrarle una salida u otro camino hacia donde necesita ir.

No has fallado en una tarea, simplemente no has logrado... todavía.

No te rindes cuando no sabes la respuesta, simplemente no has encontrado la respuesta... todavía.

. . .

No te rindes con una actitud de "no se puede hacer", persistes con "Simplemente no lo he descubierto... todavía".

Sigue buscando formas de mejorar, de mejorar, de cambiar tu situación. Existe la posibilidad de que los encuentres. Renunciar y dejar de buscar. Te puedo garantizar que no encontrarás nada. Sin embargo, las señales de esperanza son una vocecita en nuestra cabeza que nos dice que no nos rindamos, que luchemos contra cualquier obstáculo que se interponga en nuestro camino, que seamos creativos con nuevas estrategias en lugar de sentirnos frustrados por lo que no funciona, que consideremos los errores y los fracasos como un señal de progreso, de soñar más grande, mejor y de hacer posible ese sueño. Porque todo es posible solo cuando creemos que lo es.

¿HAY ALGO QUE NO PUEDES HACER AÚN?

Hay tantas cosas que quieres saber, tantas formas en las que quieres crecer, hay tantas cosas que quieres ser, tantos hitos que quieres ver.
Llegarás allí si nunca te olvidas.
El superpoder de la palabra, ¡TODAVÍA!

Cuando trataste de hablar por primera vez, eras difícil de entender,
Cuando intentaste comer por primera vez, necesitaste una mano.
Cuando intentaste caminar por primera vez, te caíste y caíste. Cuando intentaste correr por primera vez, no te fue bien.
Pero tu bebé sabía algo que a menudo olvidamos.
¡El superpoder de la palabra TODAVÍA!
De alguna manera sabías que si seguías intentándolo.
Tus posibilidades de éxito seguirían multiplicándose.

Lo mismo ocurre con cada riesgo que tomas, solo tienes que aprender de cada error. Donde pongas tu esfuerzo, el objetivo se cumplirá ¡Mientras recuerdes el superpoder de TODAVÍA!

Este hermoso poema me recuerda la infancia, esa pequeña chispa de alegría que tenemos cuando dominamos una nueva habilidad, aprendimos algo nuevo o cumplimos una meta. ¿Dónde está esa chispa ahora? ¿Cuándo dejamos de creer como adultos? No es que no tengamos potencial. Tenemos mucho. Sin embargo, no hacemos nada para utilizarlo. Estamos demasiado asustados para intentarlo, paralizados por el miedo, ansiosos por nuestros fracasos, estresados por nuestros resultados y reacios a esforzarnos. A menudo, enredados en los detalles esenciales de la vida, dejamos pasar múltiples oportunidades. Incluso con toda la frustración profesional y las expectativas insatisfechas, elegimos sentirnos impotentes, demasiado tercos para actualizar nuestras creencias, demasiado ocupados para invertir en nuestras habilidades y demasiado incómodos con nuestros fracasos; no es de extrañar, nos etiquetamos a nosotros mismos como fracasados o nuestras metas como imposibles.

Menos tiempo para probarte a ti mismo, más tiempo para aprender algo nuevo. Menos tiempo a flote, más tiempo aprendiendo a subir pendientes pronunciadas.

Hagamos este ejercicio. ¿Hay algo con lo que no tienes mucha experiencia o algo que aún no sabes cómo resolver? ¿Cuáles son algunos de los problemas que enfrenta? ¿Algo que te gustaría cambiar de ti? Todas estas son excelentes oportunidades para desarrollar habilidades que lo ayudarán en el futuro. Haz una lista de las cosas que "todavía no puedes hacer" que te gustaría aprender o "aún no haces bien" que te gustaría mejorar. Ahora, escríbalos. No olvides poner "todavía" al final de cada oración.

Ejercicio: no puedo hacerlo todavía / no lo hago bien todavía

¿Qué es lo que no puedo hacer todavía o no hago bien todavía?

1.
2.
3.
4.
5.

Una vez que la lista esté lista, elige cualquier habilidad o actividad de la lista para comenzar y aplicar las estrategias en el resto de este capítulo. Continúa poniendo en práctica lo que aprendiste anteriormente sobre los errores. Recuerda, una buena parte de hacer algo nuevo es reconocer los errores y usarlos para mejorar.

INTÉNTALO UNA VEZ MÁS

Un gran científico una vez dijo: "Nuestra mayor debilidad radica en rendirnos. La forma más segura de tener éxito es siempre intentarlo una vez más".

¿Cuántas veces ha tratado de lograr algo, pero luego se dio por vencido solo después de un puñado de intentos?

¿Por qué no obtuvo los resultados deseados?

Tal vez no te esforzaste.

Tal vez no te esforzaste lo suficiente.

Tal vez no le dedicó suficiente tiempo.

Tal vez no aprendiste de tus errores.

Tal vez estabas buscando una salida fácil.

Tal vez estabas distraído.

¿Qué pasaría si hubieras intentado solo una vez más con completa dedicación, enfoque real, tiempo y energía necesarios para resolver esto? ¿Crees que podrías haberlo logrado?

Los maestros de este científico dijeron que era demasiado estúpido para aprender algo. Fue despedido de sus dos primeros trabajos por no ser productivo. Le tomó 1,000 intentos fallidos (y tal vez incluso más) para inventar la bombilla. Cuando un reportero preguntó: "¿Cómo se sintió fallar 1000 veces?" Él respondió: "No fallé 1000 veces. La bombilla fue un invento con 1,000 pasos". Los hermanos Wagon tardaron años en inventar el primer avión operado por motor con éxito en el mundo. ¿Por qué los hermanos Wagon tuvieron éxito cuando otros fracasaron?

. . .

Entre 1899 y 1905, llevaron a cabo múltiples experimentos que dieron como resultado el primer avión propulsado exitoso en 1903 y una máquina voladora refinada y práctica dos años después.

Hablando de la intensidad del problema, un artículo señala que el arte de volar era un baile complicado entre el hombre, la máquina y el aire que requería miles de horas de práctica para perfeccionarlo. Will, uno de los hermanos, dijo que: es la complejidad del problema de volar lo que lo hace tan difícil. No se... resuelve tropezando con un secreto, sino mediante la paciente acumulación de información sobre cientos de puntos diferentes.

¿Qué pasa con el mejor jugador de baloncesto de todos los tiempos? ¿El éxito le llegó fácilmente? Él fue eliminado de su equipo universitario de baloncesto durante su segundo año en la escuela secundaria y, en cambio, se le pidió que jugara en el equipo universitario junior. El fracaso y la decepción no lo detuvieron. Los usó para ser mejor. Jugó y trabajó hasta el límite. Fue su impulso incansable lo que lo llevó a romper numerosos récords y convertirse en el jugador más condecorado en la historia de la NBA. Estas citas célebres del propio jugador describen el espíritu con el que jugaba.

. . .

En algún momento dijo: Visualicé dónde quería estar, qué tipo de jugador quería llegar a ser. Sabía exactamente a dónde quería ir, y me concentré en llegar allí. He fallado más de 9000 tiros en mi carrera. He perdido casi 300 juegos. 26 veces, se me confió que tomaría el tiro ganador y fallé. He fallado una y otra y otra vez en mi vida. Y es por eso que tengo éxito. No hago las cosas a medias. Porque sé que si lo hago, entonces puedo esperar resultados a medias.

Todos estos personajes y muchos otros que han logrado el éxito tienen una cosa en común: no se dieron por vencidos fácilmente. Sabían que hacer algo significativo requiere más de un intento. Cambiaron su relación con el fracaso: iterando, fallando, aprendiendo y mejorando en el camino. Después de todo, cuando lo intentas tantas veces y fallas en algo, no eres un fracaso. Ahora sabe con seguridad lo que no funciona. Es un cambio sútil en la mentalidad, pero uno importante que distingue entre las personas que se benefician del fracaso y las que no porque se niegan a escuchar, aprender y cambiar.

¿Y si tú también adoptaras esa actitud? No todo lo que hagas requerirá cientos de horas y miles de intentos.

Dominar una habilidad puede llevar años, pero puedes ser bastante bueno en cualquier cosa en unas pocas semanas o unos meses con la actitud adecuada. No apresures el cambio, mantén la acción a lo largo del tiempo. Esté decidido a seguir el camino hasta llegar a la línea de meta designada. Si aún no estás allí, cree que lo harás. ¡Experimenta!

¡Intenta! No tengas miedo de volver a la mesa de dibujo, borrar una respuesta que no funcionó, imaginar una nueva estrategia o implementar una práctica diferente.

Sí, la experiencia será frustrante a veces. Te dejará sintiéndote incómodo. Incluso amargado con el dolor de no avanzar. Siente esas emociones, pero no dejes que te impidan intentarlo una vez más. El éxito puede estar a la vuelta de la esquina y puede que no. Eventualmente, nada puede funcionar. Puede que no consigas lo que quieres. La parte buena es que habrías aprendido tanto en el camino que te diferenciaría de tantos otros que se negaron a intentarlo o se dieron por vencidos demasiado pronto.

Es hora de poner en práctica este aprendizaje. Elija una habilidad o actividad del ejercicio anterior "Todavía no puedo / Aún no lo hago bien". Ahora, piensa en tres diferentes estrategias que puedes aplicar para mejorar esa habilidad o completar esa actividad. A medida que implementes estas estrategias, tómate el tiempo para capturar sus aprendizajes en el camino. Escriba con el mayor detalle posible: qué funcionó, qué no funcionó, qué desafíos enfrentaste, qué tan preparado estabas para enfrentarlos, qué errores cometiste y qué aprendiste de ellos.

Una vez que se implementen las tres estrategias, reflexiona y decide el siguiente curso de acción, tu próximo paso.

¿Alguna de estas estrategias parece más prometedora?

¿Deberías continuar invirtiendo en uno de ellos o necesita una estrategia completamente nueva? Ahora que tienes más experiencia, ¿puedes prever ciertos obstáculos y estar mejor preparado para manejarlos desde el principio? Anótalos en la misma plantilla.

Organizar tus pensamientos de esta manera no solo te ayudará a enfocarte en lo que necesitas hacer para desarrollar la habilidad o completar la actividad, sino que también te ayudará a ser realista sobre el curso que debes tomar para llegar allí. En lugar de postergar y esperar la solución perfecta, ahora puede actuar y refinar a medida que avanza.

En lugar de preocuparte por fallar, ahora sabes que siempre se esperan contratiempos y nunca son permanentes. En lugar de ser bloqueado por los obstáculos en tu camino, puedes idear nuevas formas de llegar a donde necesitas ir.

Todo parece posible: la confianza puede frenar tus dudas y la curiosidad puede llevarte al descubrimiento.

No pierdas el tiempo deseando o soñando despierto, dedica tiempo a hacerlo realidad. Porque tú puedes. Simplemente no has comenzado… todavía. Puedes aplicar esta práctica para desarrollar nuevas habilidades o para resolver cualquier problema al que te enfrentes.

Ejercicio: Más de un intento
1. ¿Qué quiero aprender o qué actividad necesito completar?
2. ¿Dónde estoy ahora mismo?
3. ¿Cuál es mi primera estrategia para mejorar?
4. ¿Qué aprendí al implementar esta estrategia?
5. ¿Cuál es mi segunda estrategia para mejorar?
6. ¿Qué aprendí al implementar esta estrategia?
7. ¿Cuál es mi tercera estrategia para mejorar?

8. ¿Qué aprendí al implementar esta estrategia?

9. Después de probar múltiples estrategias, ¿dónde estoy ahora? ¿Qué debería hacer después?

PEDIR AYUDA

Al crecer en una cultura que promueve la independencia y la individualización, puede ser incómodo y bastante vergonzoso admitir que "necesitas ayuda". No comunicarte cuando necesitas ayuda o no darte cuenta de que incluso la necesitas es el sello distintivo de una mentalidad fija. Preocuparte por cómo te percibirán los demás y esforzarte por mantener la imagen que has creado para ti mismo puede evitar que obtengas el apoyo de las personas que te rodean, exactamente el tipo de apoyo que necesitas para progresar.

Mira de nuevo la última pregunta del ejercicio anterior "Más de un intento". Mientras respondía, ¿consideró pedir ayuda?

¿Pensaste en quién más podría ser útil para darte consejos o ayudarte a elaborar una mejor estrategia? ¿Por qué no?

. . .

¿Es porque te preocupa que pedir ayuda te haga parecer débil o incompetente? Los demás pensarán menos de ti si te encuentran dependiente. ¿Te hace cuestionar tus propias habilidades? La incertidumbre sobre el resultado, el riesgo de rechazo, el miedo a parecer vulnerable o necesitado y la ansiedad por el estatus disminuido es un sentimiento muy real. Pero, no tienes que ceder a este sentimiento. Puedes aprender a desafiarlo usando tu mentalidad de crecimiento.

Con las estrategias correctas, puedes superar tus miedos y aumentar tus posibilidades de obtener la ayuda que necesitas para seguir adelante. Puedes cambiar tu cableado que conecta la independencia con la capacidad de hacer todo por tu cuenta.

Progresar no significa trabajar solo, también requiere trabajar con otros. Otros pueden ayudarte a ver lo que de otro modo no sería capaz de ver. Algunas de las personas más admiradas y exitosas del mundo hacen esto: constantemente piden ayuda. Aceptan la incomodidad para obtener la información que necesitan, hacen preguntas para aclarar tu pensamiento y muestran curiosidad por aprender de los demás.

. . .

En un discurso dirigido a los estudiantes, un ex presidente de los Estados Unidos les dijo: No tengan miedo de hacer preguntas. No tengan miedo de pedir ayuda cuando la necesiten. Lo hago todos los días. Pedir ayuda no es una señal de debilidad, es un signo de fortaleza. Muestra que tienes el coraje de admitir cuando no sabes algo y de aprender algo nuevo.

¿No es cierto? Pedir ayuda es de hecho un signo de fortaleza. Señala la autoconciencia de nuestras limitaciones, la humildad para aceptar lo que no sabemos y el coraje para pedirlo. Más que nada, es una señal de confianza: confianza en nuestras habilidades para enfrentar lo que sea que se interponga en nuestro camino para llegar a donde necesitamos ir. El verdadero riesgo no es recibir críticas, enfrentar el rechazo o parecer tonto. No es encontrar el camino hacia el consejo que necesitas para seguir adelante. Quedarte donde estás porque te niegas a salir del molde. No permita que tu mentalidad fija ocupe el asiento del conductor. Deja tu ego en la puerta, deja de actuar raro o de sentirte culpable. Solo pide ayuda. No has terminado lo que empezaste... todavía.

Ahora a la parte real: en realidad pidiendo ayuda. Dado que nunca se nos ha enseñado formalmente cómo pedir ayuda correctamente, sepa que hay un proceso para ello.

¡Sí, hay una manera correcta e incorrecta de pedir ayuda! Es un proceso de cuatro pasos:
1. Pídelo explícitamente
2. Dilo como lo necesitas
3. Ponlo en acción
4. Comparte tu aprendizaje

Pedirlo explícitamente

¿Estás parado esperando que otros noten tu necesidad y luego te ofrezcan ayuda? Confía en mí, no va a suceder. No obtendrás ninguna ayuda a menos que la solicites explícitamente. Las investigaciones muestran que la ilusión de transparencia nos hace creer que nuestros pensamientos, necesidades y sentimientos son tan obvios para los demás como lo son para nosotros. La verdad es que las personas no leen la mente y nuestra necesidad de ayuda es menos obvia para los demás. Es obvio para nosotros. No tanto para nadie más. Tienes que hacerle saber a la gente que necesitas ayuda. Tienes que pedirlo de verdad.

Encontrar a la persona adecuada para buscar consejo es un poco de trabajo. No te dejes engañar por la excusa y renuncies: las personas que me rodean realmente no pueden ayudar. No entienden lo que necesito. Es una ruta de escape.

Realmente no te has esforzado por obtener la ayuda que necesitas. Aprovecha tu red: activa tus eslabones débiles, acércate a tus lazos inactivos.

No asumas que no serán útiles o que no ayudarán. Un profesor asociado de comportamiento organizacional en Stanford GSB afirma: que la gente está más dispuesta a ayudar de lo que piensas, y puede ser importante saberlo cuando estás tratando de obtener los recursos que necesitas para hacer un trabajo, cuando estamos tratando de solicitar fondos, o lo que sea. Subestimamos dramáticamente la probabilidad de que otros nos ayuden.

Dilo como lo necesites

Una psicóloga social, dice que es una idea terrible decir "me encantaría juntarnos y ponernos al día" o "charlemos" o "conectémonos tomando un café" o "quiero explorar tu cerebro" cuando necesitas ayuda. Está claro que las personas tienen una agenda que no quieren compartir de inmediato. Ella dice que "solicitudes tan vagas son simplemente terribles". Ella aconseja ser específico y directo: indicar lo que quiere y por qué lo quiere. "Me gustaría trabajar juntos en este proyecto" o "Me gustaría conectarme para recibir su consejo" o "Necesito su ayuda en..." Quiere facilitar que la otra persona escuche su problema y luego decida si pueden ofrecer ayuda o cómo pueden ser efectivos.

Cuando haces la solicitud demasiado vaga, demasiado amplia o la mantienes demasiado abierta, otros dudan en ayudar o terminan dando consejos que no son realmente útiles.

No utilices frases que hagan improductiva la conversación. Decir cosas como "Me siento terrible al pedirte esto" o "Normalmente no pido ayuda" trivializa la solicitud y la hace innecesaria. Piensa por un momento en cómo hará sentir a la otra persona. ¿Por qué deberían ayudarte si te sientes tan mal por ello? Usar declaraciones que hacen que la otra persona se sienta atrapada es lo peor. ¡Es solo esta pequeña cosa! ¡Puedo pedirte un favor! Realmente no has declarado lo que quieres y esperas que la otra persona salte con entusiasmo y diga "sí". Para que sea más fácil para la otra persona decir que sí, tienes que plantear el problema. Si te resulta difícil llegar al punto de inmediato, un mejor comienzo de conversación es establecer el contexto. Algo así como "He estado luchando con [este] problema durante los últimos días. Siendo un experto en este campo, esperaba obtener su consejo sobre cómo puedo avanzar. ¿Tendría tiempo para discutir el problema en detalle?"

. . .

Tal vez estén de acuerdo incluso cuando tu solicitud fue vaga, críptica y parecía innecesaria. Pero, ¿cómo estás seguro de que te brindarán la asistencia que necesitas? Realmente no les dejaste muchas opciones para tomar la decisión correcta: ¿puedo ser útil, tengo la información que necesita esta persona, tendré el tiempo, hay alguien más que podría ser más adecuado para ayudar? Sintiéndote atrapado por tu compromiso, no habrá una motivación real para resolver tu problema. Resultado: conversaciones poco entusiastas, soluciones rápidas e irregulares, cualquier cosa para sellar el trato y ponerse en marcha.

Dales la información. Que tomen una decisión. Cuando se registren sabiendo muy bien en lo que se están metiendo, será mucho más probable que lo ayuden de la mejor manera posible. Y si lo rechazan, mantente positivo y sé comprensivo. Pasar a otra persona. No lo tomes como algo personal. Todo el mundo tiene miles de cosas que hacer y es posible que usted no sea su prioridad en este momento. Finalmente, expon tu solicitud en persona. No utilices el correo electrónico, el chat o un mensaje. Tiene treinta veces más probabilidades de obtener un "sí".

Ponlo en acción

. . .

¿Tienes algún consejo? ¡¡Hurra!! Ahora, actúa en consecuencia. Si no estás de acuerdo con ello, dilo. El hecho de que alguien te haya dado el consejo no significa que debas seguirlo. A la mayoría de las personas les parece saludable tener desacuerdos y no esperan que hagas todo lo que te sugieran. Presenta tu punto de vista, discute por qué no se conecta contigo y explora otras alternativas. Simplemente no dejes que se cuelgue. No te sientes en él. Nada va a cambiar si no haces nada. También es una falta de respeto a la persona que te dio su tiempo.

Tampoco uses tácticas dilatorias, lo haré algún día. Nunca va a suceder. Las buenas excusas encontrarán la manera de retrasar lo que temes, no estás seguro o simplemente requiere un poco de esfuerzo de tu parte.

Comprométase con un plan: exactamente cuándo, dónde y cómo va a poner en práctica este consejo. No tomes una decisión diaria. Configúralo en tu calendario. Cuando aparezca, sepa que es hora de actuar.

Comparte tu aprendizaje

Las personas que te brindaron su valioso tiempo ayudándote con tu problema quieren saber el impacto que crearon. Es lo que los motiva a ayudar. Nadie quiere ofrecer ayuda y no saber cómo resultó. Sé agradecido por sus consejos, incluso si no funcionó. Comparte tus aprendizajes con ellos: ¿sus acciones crearon los resultados que pretendía? ¿Qué funcionó? ¿Qué no funcionó? ¿Qué desafíos enfrentaste?

Al explicar y compartir esta información, no solo mejorarán tus habilidades, sino que también podrás encontrar nueva información a través de momentos de autorreflexión.

Puedes establecer conexiones útiles entre tus acciones y los resultados. Puedes encontrar patrones que expliquen por qué cierta cosa resultó de la forma en que lo hizo. Puedes identificar información que puede ser útil para evitar que vuelva a ocurrir una falla. Hay infinitas posibilidades de lo que podrías aprender.

Aprecia la experiencia incluso si no logras el resultado deseado, ya que será útil para implementar mejores estrategias en el futuro. No te detengas después del primer fracaso. Realiza más experimentos. Estate abierto a más pruebas. Tu capacidad de intentar estará ligada a tu capacidad de buscar ayuda, más ayuda, mejor ayuda, absolutamente cualquier cosa que necesites para seguir adelante. Al pedir ayuda, construirás el conocimiento que necesitas para pensar en el futuro y lograr las metas que no has alcanzado... todavía. Pongamos en práctica lo aprendido en esta sección. Recuerda la habilidad o actividad que aprendiste anteriormente en el ejercicio "Más de un intento". Usa la plantilla a continuación para pedir ayuda para lograr ese objetivo o completar esa actividad.

Ejercicio: Puedo pedir ayuda
 1. Necesito ayuda con…
 2. El consejo que recibí agregará valor a mi problema
 3. Mi plan para poner en práctica este consejo
 4. Lo que aprendí al poner este consejo en práctica
 5. Mi próximo plan de acción es…

ENFRÉNTATE A TUS CRÍTICOS

¿Cómo reaccionas cuando la gente que te rodea critica tu trabajo? ¿Actúas a la defensiva o exhibes humildad intelectual reconociendo los límites de tu conocimiento y valorando la perspicacia de otra persona?

La humildad segura, como es bien conocida, es tener fe en nuestra capacidad y al mismo tiempo apreciar que es posible que no tengamos la solución correcta o que ni siquiera estemos abordando el problema correcto. Eso nos da suficiente duda para reexaminar nuestro antiguo conocimiento y suficiente confianza para buscar nuevos conocimientos. Una mentalidad fija puede desconectarnos de la realidad. Ponernos a la defensiva cuando no podemos darnos el lujo de estar a la defensiva: ¡Esto no puede ser correcto! ¡Este no soy yo! ¿Quiénes son ellos para decirme cómo para decirme que cosas hacer? Bloqueando la dura verdad que necesitamos escuchar. Haciendo eco de nuestras creencias erróneas en nuestras habilidades. Decirnos a nosotros que no hay nada más que mejorar. Haciéndonos demasiado egoístas al hacer preguntas. Sin mostrar curiosidad por la retroalimentación que viene hacia nosotros y la rechazamos incluso antes de que haya aterrizado. ¿Cómo podemos mejorar cuando no podemos ver nuestros propios puntos ciegos?

Perseguir incansablemente una idea sin dejar espacio para la crítica puede atraparnos dentro de nuestra propia burbuja y evitar que mejoremos. Necesitamos salir de esta burbuja, derribar las ilusiones que tenemos sobre nosotros mismos y abrir la puerta a la crítica activa. La única forma de mejorar es buscar activamente lo que no podemos ver nosotros mismos o, convertirte en un estudiante. En un libro, un gran autor escribe: No puedes aprender si crees que ya sabes. No puedes mejorar si estás convencido de que eres el mejor.

El arte de recibir comentarios es una habilidad crucial en la vida, comentarios particularmente duros y críticos.

No solo necesitamos tomar estos comentarios duros, sino solicitarlos activamente, trabajar para buscar lo negativo precisamente cuando nuestros amigos, familiares y cerebro nos dicen que lo estamos haciendo muy bien.

También puede ser al revés. Con todos los críticos a nuestro alrededor: familia, amigos, compañeros de trabajo, redes sociales e incluso el vecino no invitado, es fácil recibir demasiados comentarios. No saber filtrar el valor del ruido y lo bueno de lo malo puede hacernos ir cuesta abajo. Ser consumidos por cada comentario y cada comentario mezquino y tratarlo como un reflejo de nuestra falta de habilidades, un recordatorio de que no tenemos lo que se necesita y que los demás deben tener razón al decirnos "no somos lo suficientemente buenos". Paralizados por el miedo y la duda, es posible que nos neguemos a esforzarnos por hacer las cosas correctas, incluso las que realmente nos sirven bien. Cuanto más nos negamos a actuar, menos logramos. Cuanto menos logramos, más reafirmamos nuestras dudas sobre nosotros mismos, lo que lleva a una profecía autocumplida en nuestra mentalidad fija.

¿Solución? Aprende a atravesar el ruido: identifica la aguja en el pajar, esa pieza de sabiduría que te ayudará a dar un paso adelante, sin rumiar ni dejarte consumir demasiado por cosas que no son útiles o no te ayudan a mejorar.

Lucha contra el ruido en tu cabeza que rechaza cada pieza de evidencia contradictoria o hereda cada conclusión injustificada sin reflexión. No operes en los extremos, trata de encontrar el equilibrio.

Desconecta la retroalimentación de tu identidad y mírala como una medida para examinar tus deficiencias, identificar áreas de mejora, desarrollar nuevas estrategias para lograr tus objetivos y un recordatorio constante de que no es un producto terminado, todavía es un trabajo en progreso. Siempre hay más que aprender, siempre otra forma de hacer las cosas, siempre la oportunidad de mejorar y, lo que es más importante, siempre la mentalidad para pensar de manera diferente. Pensamiento que se basa en tratar las críticas como investigaciones o exploraciones y no como conclusiones. Puede que no tengas una mentalidad de crecimiento… todavía. Pero puedes comprometerte a practicarlo con cada crítica que se te presente.

Utiliza este marco simple para actuar sobre la retroalimentación:

Piensa en los comentarios. Separa las palabras de la

intención y concéntrese en el mensaje clave. ¿Qué es útil para ti? ¿Qué está tratando de transmitir? ¿Es vago? ¿Necesitas más información? ¿Qué datos o hechos confirman tu hipótesis? ¿Cómo estás seguro de que no estás sesgado en tu forma de pensar? Elimina los consejos que no agregan valor y encuentre esa pepita de sabiduría que realmente hará una diferencia.

Decide cómo planeas ponerlo en acción. Decidir no hacer nada también es una acción siempre que sea una decisión consciente.

Solo mejora con la experiencia. Cuanto más practiques el arte, mejor lo harás. Tomarás muchas decisiones, cometerás muchos errores, tanto rechazando comentarios que fueron útiles como implementando cosas que no tuvieron mucho sentido más adelante. Sepa que también es parte del aprendizaje y el crecimiento.

Ahora, pongamos en práctica lo aprendido en esta sección. ¿Qué comentarios recibiste sobre la habilidad o actividad que seleccionamos en este capítulo? Si aún no lo has hecho, pregúntale a tus críticos. Explora todos tus canales. Obtén tantos comentarios como puedas. Usa la plantilla a continuación para pensar, podar y decidir tus próximos pasos.

. . .

Ejercicio: Puedo actuar sobre la retroalimentación

1. PENSAR: ¿Qué comentarios recibí?

2. REFLEXIONAR: ¿Qué parte de la retroalimentación es útil para mi crecimiento?

3. DECIDIR: ¿Cómo puedo poner en práctica esta retroalimentación?

MIRA LO LEJOS QUE HAS LLEGADO

Es posible que aún no hayas desarrollado la habilidad o completado la actividad que seleccionamos en este capítulo.

Pero, ¿ves que has hecho un progreso tremendo? ¿Crees que tienes mejores herramientas a tu disposición ahora que puedes usar en cualquier momento que quieras adquirir una nueva habilidad o tratar de resolver un problema? Continuaremos con más estrategias y ejercicios en este libro. Sin embargo, por ahora es hora de hacer una pausa y mirar hacia atrás antes de invertir en más estrategias para ejercitar su mentalidad de crecimiento. Tu viaje aún puede estar por delante, pero es importante reflexionar sobre lo que has aprendido hasta ahora.

. . .

Examina hasta dónde has llegado y aprecia todo el arduo trabajo que has realizado para ejercitar tu mentalidad de crecimiento. Reflexiona sobre los momentos alegres y dolorosos mientras adoptas una nueva forma de pensar. Piensa en las emociones conflictivas que sentiste en el proceso.

Diviértete con cómo algo que parecía tan complicado antes, parece simple ahora. Si bien todavía queda un largo camino por recorrer, felicítate por el progreso que has logrado hasta ahora. Recompénsate con lo que más te gusta hacer.

Haz el ejercicio de abajo.

Puedes repetir este ejercicio después de cada capítulo de este libro o en intervalos regulares en tu vida para continuar practicando tu mentalidad de crecimiento e identificar áreas en las que puede hacerlo mejor.

Ejercicio: Mi viaje a través de una mentalidad de crecimiento

. . .

Escribe tu viaje a través de una mentalidad de crecimiento.

Usa estas preguntas para describir su experiencia:
¿Dónde empezaste?
¿Qué estrategias implementaste?
¿Qué desafíos enfrentaste?
¿Qué funcionó?
¿Qué no funcionó?
¿Qué errores cometiste?
¿Cómo te sentiste?
¿Qué has aprendido en el camino?
¿Qué harías diferente la próxima vez?
¿Dónde estás parado ahora?

El "aún" y él "todavía" pueden ser poderosos. No solo para ti, sino para todos los que te rodean. Practicar una mentalidad de crecimiento no se detiene contigo. Puedes crear una diferencia en la vida de tantas personas con las que interactúas a diario.

Tú siempre puedes tomar un momento para recordarles (y en el proceso tú mismo) cuando dicen que no pueden hacer algo o sienten ganas de darse por vencidos porque simplemente no saben cómo hacerlo... todavía. Puedes enseñarles las estrategias que has aprendido en este capítulo y practicarlas juntos. Pueden actuar como tu red de desafíos, a menudo recordándote y señalándote cuando pareces volver a tus viejas formas de hacer las cosas.

En el próximo capítulo, aprenderemos por qué gastar esfuerzo no es lo mismo que carecer de talento, cómo el trabajo duro encaja en el cuadro con la capacidad intelectual y por qué invertir en el tipo correcto de esfuerzo es más importante que seguir los movimientos sin pensar.

5

Invierta En El Tipo Correcto De Esfuerzo

Cuando miramos a otras personas exitosas o a aquellas que son mejores que nosotros, asumimos que tienen el talento y nosotros no. Puede que tengan el talento, pero también podrías estar subestimando su esfuerzo. Probablemente se esforzaron mucho más. Volcaron el esfuerzo necesario para desarrollar su talento. Sostuvieron la acción. Se enfrentaron a la incertidumbre. Aprendieron de las críticas. Empujaron más allá de sus límites de comodidad. Disfrutaron el proceso a pesar de que fue doloroso. Eran honestos consigo mismos.

Ser buenos en algo no porque tuvieran talento o talento, sino porque estaban listos para dedicar las horas necesarias para hacer crecer su talento. Desarrollar habilidades requiere curiosidad para seguir adelante, capacidad de concentración, determinación y trabajo duro mientras busca desafíos y practica constantemente para mejorar en su juego. Puede que tengas todo el talento del mundo, pero sin determinación, esfuerzo y persistencia no llegarás muy lejos.

TALENTO ≠ LOGRO

Observamos el talento y elegimos sorprendernos con su presencia. ¡Vaya, es natural! ¡Debe ser realmente talentoso!

¡Está dotada! ¡Es un genio! Es fácil atribuir el desempeño y las habilidades al talento sin tener en cuenta el trabajo que implica tu excelencia entre bastidores. Sentirte emocionado por tu resultado mientras ignoras la información que se utilizó para generar ese resultado. Cuando nos enamoramos del misterio del talento y no nos damos cuenta de que el talento, el esfuerzo y el logro van de la mano, es muy fácil darse por vencido: ¡nunca podré ser eso! ¡No soy lo suficientemente talentoso! Podemos engañarnos a nosotros mismos creyendo que no tenemos lo que se necesita y abandonar la actitud para siquiera intentarlo.

Angelina Stuart, psicóloga y autora dice en su libro que sin esfuerzo, tu talento no es más que tu potencial insatisfecho.

Sin esfuerzo, tu habilidad no es más que lo que podrías haber hecho pero no lo hiciste. Talento: qué rápido mejoramos en la habilidad, es absolutamente importante. Pero el esfuerzo se incluye en los cálculos dos veces, no una vez. El esfuerzo desarrolla la habilidad. Al mismo tiempo, el esfuerzo hace que la habilidad sea productiva.

En otras palabras, deja de maravillarte con el talento y comienza a esforzarte. No es tu talento, sino tu esfuerzo lo que decidirá dónde terminas.

Todos queremos algo, pero somos reacios a poner el esfuerzo necesario para lograrlo. Quieres estar en forma, pero no está listo para esforzarte en hacer ejercicio. Quieres ser músico, pero no estás dispuesto a practicar notas.

Quieres ser bailarín, pero te resistes a dedicar las horas necesarias para crear una secuencia de baile perfecta. No dispuestos a pagar el precio, elegimos la comodidad a corto plazo a costa de desarrollar una habilidad y lograr la grandeza a largo plazo. A menudo nos quedamos preguntándonos por qué otros son mejores que nosotros o cómo lograron el éxito, asumimos que es la falta de talento. Simplemente no tenemos lo que se necesita.

El atleta más condecorado en la historia de los Juegos Olímpicos con 28 medallas, que incluyeron un récord de 23 oro y el primer atleta en ganar ocho medallas de oro en una sola Olimpiada, él no tuvo éxito debido a su talento. Fue una combinación de trabajo duro, determinación, enfoque intenso, disciplina y perseverancia implacable lo que lo convirtió en el atleta olímpico más condecorado de todos los tiempos. Fue diagnosticado con TDAH en sexto grado.

"Uno pensaría que el primer día que me tiré al agua me convertí en un delfín y nunca quise salir de la piscina", escribió en su libro autobiográfico. "De ninguna manera. Lo odié. Estamos hablando de gritos, patadas, lanzamiento de ataques, lanzamiento de gafas de odio". ¿Cómo desafió todas las expectativas? Con respecto a la razón de su éxito sin igual, dijo: "No quiero decir que sea fácil... Pero si te sacrificas, si estás dispuesto a trabajar duro, si puedes descubrir pequeñas cosas que te hacen trabajo, y tienes a las personas adecuadas a tu alrededor, es realmente fácil".

. . .

Una de las autoras más reconocidas quién escribió la serie de los magos y las varitas y miles de personajes, comenzó como una madre soltera en apuros que sobrevivía con los beneficios del estado. Su novela fue rechazada por doce editoriales diferentes antes de que una de ellas la aceptara.

Era una escritora talentosa, sin duda. Pero no fue el talento lo que la hizo exitosa. Fue un esfuerzo constante. Montones.

Ella no se dio por vencida a pesar de enfrentar muchos rechazos. Ella creía en su trabajo. Trabajó duro y continuó presentando su historia con la esperanza de ser aceptada algún día. Sus esfuerzos finalmente dieron sus frutos cuando su libro recibió su primer premio literario, ganando el premio al mejor libro infantil y el premio británico al libro.

Su libro ha sido traducido a varios idiomas y vendió más de 500 millones de copias en todo el mundo. Lo que ahora vemos es el éxito y no las innumerables horas que pasó escribiendo esa novela mientras apenas se mantenía al día con un matrimonio fallido, sin trabajo, madre soltera y casi sin hogar.

. . .

Cualquiera que haya triunfado alguna vez sabe la sangre, el sudor y las lágrimas que han invertido en su trabajo. Años y años de trabajar duro y mantenerse al día. Algunos tuvieron éxito y, sin embargo, muchos fracasaron a pesar de sus esfuerzos. La mayoría de nosotros no buscamos convertirnos en grandes atletas o en los nombres más importantes de la literatura, pero todos enfrentamos desafíos en la búsqueda de nuestras metas. No controlas el resultado, lo que sí controlas es el esfuerzo. ¿Está dispuesto a invertir tiempo y energía incluso si el resultado no está garantizado? Ese impulso inquebrantable e implacable de aparecer todos los días. incluso cuando nadie está mirando, incluso cuando es difícil, incluso cuando no tienes ganas. No buscar la validación externa pero midiéndote a ti mismo a tu propio yo ideal. ¿Estás haciendo un buen trabajo? ¿Está cumpliendo con sus propios estándares? ¿Te estás esforzando en serio?

¿Qué pasa si tu mentalidad fija se interpone en el camino, haciéndote creer que tienes la capacidad o te esfuerzas? Si tienes que trabajar en algo, no debes ser bueno en eso.

Esforzarte tanto no parece tener sentido cuando ya has decidido que no es para ti. Cuando esperas que las cosas vengan fácilmente. Cuando el aprendizaje debe ocurrir sin practicar. Cuando la gente debería aplaudirte por tu talento y no por tu esfuerzo. Puedes aprender a superar estas creencias. Puedes aprender a admirar el esfuerzo porque ahora sabes que la habilidad por sí sola no puede sobresalir, necesita esfuerzo para convertirse en un logro.

En el resto del capítulo, aprenderemos cómo es más importante poner el esfuerzo adecuado que dedicar horas sin pensar. Si no pudiste progresar mucho en la tarea o actividad que elegiste en el capítulo anterior, ahora puedes descubrir lo que se está perdiendo. Después de aprender nuevas estrategias aquí, combínalas con las estrategias de los capítulos anteriores y vuelva a intentarlo. Repite los ejercicios y mide tu progreso.

PIENSA A LARGO PLAZO

Al vivir en una cultura de avance rápido y bajo demanda, todos anhelamos la gratificación instantánea. Queremos las cosas rápido. Los queremos ahora. La mayoría de las veces improvisamos y reaccionamos a los eventos con información insuficiente. No tenemos paciencia, tiempo ni energía para soluciones más reflexivas a largo plazo. No dispuestos a hacer el esfuerzo, caemos en el pensamiento a corto plazo a costa de mejores resultados en el futuro.

La búsqueda de una solución rápida y fácil para un

problema es definitivamente más atractiva que la decisión prudente.

Por mucho que nos guste creer que somos racionales en nuestras elecciones, cedemos a nuestros impulsos que favorecen los beneficios a corto plazo sobre las recompensas a largo plazo. La mayoría de nosotros es más probable que aceptemos una recompensa de $1000 ahora, que una recompensa garantizada de $1500 dentro de un mes. Aquellos que fuman cigarrillos encuentran difícil resistir el ansia de nicotina y el placer en el momento a pesar de conocer sus efectos nocivos a largo plazo. Podemos pasar una buena parte de nuestras ganancias al comprar cosas, más y más cosas, incluso cosas que no necesitamos, porque la experiencia de comprar nos hace felices ahora mientras no ahorramos lo suficiente para los días lluviosos.

Y no es un área específica de nuestra vida donde caemos en el señuelo del pensamiento a corto plazo: máximos rendimientos para la mínima inversión. Así es como pensamos y actuamos. Así es como tomamos decisiones en muchos aspectos de nuestra vida. La forma más rápida y sencilla de llegar a lo que queremos. Soluciones que nos arreglarán y harán que todo esté bien, de la noche a la mañana. Dietas estrictas que funcionan en dos semanas. Six-pack abs en sesenta días. Veintiún secretos para la riqueza y el éxito eterno. Trucos para la hiperproductividad.

Queremos el éxito de la noche a la mañana con el mínimo esfuerzo y resultados garantizados.

¿Por qué caemos en estas soluciones rápidas una y otra vez cuando claramente no duran mucho? ¿Cuál es nuestra excusa? Una sencilla razón. No hay tiempo para reducir la velocidad y pensar. La mayoría de las veces optimizamos para obtener una pequeña ganancia en el momento sin analizar los posibles impactos de nuestra decisión en el futuro. La velocidad de lograr algo tiene prioridad sobre su precisión y validez. Nos obsesionamos tanto con hacer que el problema desaparezca que elegimos la solución más fácil que se nos ocurre mientras ignoramos cualquier otra posibilidad que pueda adaptarse mejor a nuestro problema. Vivimos en un mundo que está obsesionado con la velocidad, con hacer todo más rápido, con meter más y más en cada vez menos tiempo. Cada momento del día se siente como una carrera contrarreloj. Solíamos marcar; ahora marcamos rápido. Solíamos leer; ahora leemos rápido. Solíamos caminar; ahora caminamos rápido.

. . .

Otra razón es el ciclo de retroalimentación retrasado. Las consecuencias de nuestras acciones no están fácilmente disponibles. La solución rápida proporciona un alivio a corto plazo de lo que sea que estemos enfrentando en este momento. Crea la ilusión de que el problema está fuera del camino. Pero no nos damos cuenta de que estas soluciones a corto plazo son una serie de pasos hacia nuestros fracasos a largo plazo.

No es que nos falte tiempo y dinero para pensar más a largo plazo. Es el cableado de nuestro cerebro lo que nos hace pensar y actuar en el momento. El pensamiento a corto plazo nos sirvió bien desde un punto de vista evolutivo cuando éramos cazadores-recolectores buscando comida y tratando de evitar ser comidos. Pero, no tanto en el mundo en el que vivimos hoy. El botón de notificación en la esquina de cada aplicación de teléfono inteligente, el desplazamiento infinito y los anuncios personalizados están diseñados para explotar nuestro enfoque a corto plazo y alimentar aún más nuestras tendencias a corto plazo. Con una vida interconectada compleja y una gran cantidad de información para analizar, ser capaz de suprimir nuestros instintos a corto plazo es la única forma de escapar del círculo vicioso e invertir en una planificación a más largo plazo que es clave para un futuro exitoso y sostenible.

Mira hacia atrás y piensa por un momento en tus soluciones de curitas. Lo más probable es que la tirita se haya desprendido y te haya llevado de regreso a donde empezaste. Y luego dedicaste más tiempo y dinero al problema. Otra solución rápida. Luego otra vez, y otra y otra vez. ¿Ves que es un ciclo? Está tan atrapado en hacer que el problema desaparezca que ni siquiera se da cuenta de que está atrapado en la implementación continua de soluciones rápidas.

Terminas invirtiendo más tiempo, energía y recursos en una solución que ni siquiera funciona o, lo que es peor, hace que tu situación sea irreparable.

El precio de elegir un alivio a corto plazo en lugar de una solución a largo plazo suele ser muy alto. La deuda que acumulas al ignorar lo inevitable debe pagarse con el tiempo y suele ser muy costosa.

La única manera de evitar el atractivo de las recompensas a corto plazo es mostrar paciencia y persistencia hacia una estrategia a largo plazo orientada al crecimiento. Tienes que poner en práctica el esfuerzo que puede ser sostenido durante un largo período de tiempo. No hay truco. No hay atajo. Las soluciones a largo plazo requieren trabajo duro.

Tienes que hacer el trabajo. Resolver problemas rápidamente rara vez funciona. Necesitas aceptar el camino incómodo. Debes estar preparado para enfrentar lo desconocido y no dejar que inflijan dudas, sino aceptarlo o, cuando surgen las partes difíciles, el rechazo, el trabajo duro y los malos momentos injustos, tiene sentido darles la bienvenida. En lugar de maldecir o temer los momentos bajos, comprende que significan que has elegido la realidad, no una fantasía insostenible. Significa que estás haciendo un trabajo difícil y que vale la pena, no simplemente divirtiéndote. Al revisar cada decisión con un contexto general, tendrás la claridad para atacar la fuente del problema y evitar la tentación de buscar soluciones temporales, implementando una solución rápida en el momento. Esto de ninguna manera significa que las soluciones rápidas no sean deseables.

A veces, es cuando necesita ganar más tiempo para llegar a la solución real: un error de software que afecta a una gran base de clientes no puede esperar una solución a largo plazo que puede llevar muchos días y es mejor con una solución rápida. Pero una solución a corto plazo no debe tratarse como una solución definitiva. Se debe hacer un esfuerzo para crear la solución correcta y reemplazar la solución temporal con una solución más permanente.

Además, todo en la vida no necesita una solución elaborada. Algunas cosas se manejan mejor como una solución rápida. Cuando se trata de problemas complejos, al tratar de desarrollar una nueva habilidad o resolver un problema que nunca antes habíamos resuelto, el pensamiento a largo plazo es la clave del éxito.

¿Qué pasa con las metas en su propia vida? ¿Qué pasó cuando los remendaste? ¿Aprendiste algo? ¿Te ayudaron a crecer? ¿Tienes una solución que funcione la próxima vez que te enfrentes a algo similar?

Hagamos este ejercicio. Piensa en algunos de los problemas recientes que enfrentó y escribe la solución a corto plazo que aplicaste y luego piensa en una posible solución a largo plazo para el mismo problema. Puede ser cualquier problema que te enfrentes en el trabajo con tu jefe o colegas, en casa con tu cónyuge o hijos, o incluso con un amigo. También pueden ser los problemas que enfrenta mientras persigue una meta personal.

¿Cómo resuelves los problemas y cumples tus objetivos?

¿Trabajas dentro de las limitaciones de tu propio dominio o tratas de obtener conocimiento del exterior? ¿Razona por qué su solución específica puede no funcionar o continúa cavando un hoyo más profundo mientras se apega a lo que sabe? Resolver problemas de manera creativa requiere hacer conexiones entre ideas y usar experiencias de la vida cotidiana para encontrar soluciones entre lo que pueden parecer problemas dispares.

- Aprender a tratar con paciencia a un niño puede ser útil cuando se trabaja con un compañero de trabajo difícil.
- Conocimiento de los bloques de construcción que usó como niño puede resultar útil cuando se necesita diseñar un sistema complejo.
- Las técnicas de atención plena que aprendió en la universidad se pueden aplicar para mejorar su desempeño en los deportes.

Pero, ¿por qué no logramos aprovechar el pensamiento entre dominios? Es porque establecemos límites rígidos entre diferentes aspectos de nuestra vida.

Somos reacios a ver cómo el conocimiento adquirido en un área encaja bien con el mundo exterior. No logramos ver patrones, sacar inferencias y hacer conexiones entre ideas que están dentro de nuestras propias mentes. La mayoría de las veces, tenemos suficientes herramientas cognitivas a nuestra disposición. Lo que nos falta es la capacidad de reducir la velocidad, pensar y ponerlos en uso, para generar una percepción al recombinar el conocimiento en nuestro cerebro de una manera completamente nueva. Extraer conocimiento de múltiples dominios y hacer conexiones requiere crear un espacio mental para que aparezcan las ideas.

Percepción interna = Pensar fuera de los límites + Observar patrones + Hacer conexiones

Sin el tipo correcto de esfuerzo para aprender a conectar los puntos, es posible que nunca tengamos éxito. La creciente especialización ha creado un sistema de trincheras paralelas en la búsqueda de la innovación. Terminando, a pesar de que la solución a tu problema pasa a residir ahí... La vida moderna requiere variedad, haciendo conexiones a través de dominios e ideas remotos... Nuestra mayor fortaleza es exactamente lo contrario de la especialización limitada. Es la capacidad de integrarte ampliamente.

Derribar estas barreras mentales puede ayudarte a invertir tiempo en encontrar soluciones en lugar de asumir que se trata de una falta de capacidad. Talento no te falta. Simplemente no estabas buscando en el lugar correcto. Abre la puerta. Mira afuera. Aprende a reconocer situaciones fuera de los contextos en los que sueles aprender sobre ellas. Juega con tus ideas. Retarte a ti mismo. Desarrolla el músculo mental para conectar una idea en un dominio a otro dominio. Con la práctica, las soluciones empezarán a aparecer donde menos lo esperabas.

BUSCA EL NIVEL ADECUADO DE DIFICULTAD

No solo queremos perder peso, debemos seguir haciéndolo.

No solo queremos comenzar un programa de ejercicios, debemos seguirlo. No solo queremos crear relaciones sólidas, necesitamos establecer un vínculo que dure. No solo queremos hacer un buen trabajo una vez, necesitamos ser capaces de alcanzar la excelencia continua. Pensar en grande y fijarnos objetivos que en un principio pueden parecer fuera de nuestro alcance es la forma adecuada de empezar. No queremos conformarnos con demasiado poco o demasiado menos. Pero luego nos quedamos atascados incluso antes de haber comenzado, sintiéndonos culpables por no hacer las cosas que nos importan y abrumados por el volumen y la complejidad de la tarea que tenemos por delante. Es demasiado grande para atacar y mantenerlo a diario es demasiado para comprometerse.

Por lo tanto, buscamos formas de lograr los mejores resultados en el menor tiempo posible; un gran cambio dramático, un cambio drástico que altera la vida. Con nuestro objetivo de hacer ejercicio, comenzamos a hacer ejercicio durante una hora todos los días. Con nuestro objetivo de comer sano, empezamos a comer un plato de verduras todos los días. Con nuestro objetivo de ser corredores, comenzamos a correr 5 millas todos los días.

Ya sea que estemos tratando de desarrollar una nueva habilidad, realizar una tarea difícil o lograr una meta que nos hemos fijado, tratamos de dar un gran salto hacia la mejora mientras nos saltamos todos los pasos intermedios o somos pensadores de la A a la Z, preocupados por A, obsesionados con la Z, pero olvidándose de B hasta la Y. Es posible que logremos cierto éxito inicialmente, pero solo dura poco. Demasiado trabajo, demasiado esfuerzo y demasiado compromiso. El cambio no es simplemente sostenible y pronto volvemos a nuestros viejos hábitos. Un cambio masivo, o una mejora importante y repentina nunca funciona. Nos damos por vencidos. Dejamos de intentarlo.

El cambio radical es como subir una colina empinada: es posible que te quedes sin aire antes de llegar a la cima, o que la idea de todo el trabajo que tienes por delante te haga darte por vencido, no antes de que hayas comenzado.

· · ·

Sugiere otro camino completamente diferente, uno que serpentea tan suavemente cuesta arriba que apenas notas la subida. Es agradable de transitar y suave de pisar. Y todo lo que requiere es que coloques un pie delante del otro.

Esta estrategia de poner un pie delante del otro, dando pequeños pasos para la mejora continua, se llama Kaizen.

Un filósofo chino capturó el espíritu de Kaizen en este famoso dicho "Un viaje de mil millas comienza con un solo paso" y el legendario entrenador de baloncesto destacó la importancia de las pequeñas mejoras cuando mejoras un poco cada día, eventualmente suceden grandes cosas.

Cuando mejora un poco el acondicionamiento cada día, finalmente tiene una gran mejora en el acondicionamiento.

No mañana, no al día siguiente, pero finalmente se logra una gran ganancia. No busques una gran mejora rápida. Busca la pequeña mejora un día a la vez. Esa es la única forma en que sucede y cuando sucede, dura.

. . .

¿Cuál es el primer pequeño paso que puedes dar para alcanzar tu meta?

Pequeños cambios constantes apagan el sistema de alarma de tu cerebro que se resiste y teme al cambio. Estos pequeños pasos pueden parecer triviales al principio, pero pronto se convierten en hábitos significativos. Los pequeños pasos crean vías neuronales a través de una serie de pequeños cambios. Lo que antes era nuevo se convierte en un hábito. Lo que una vez fue desalentador se convierte en una segunda naturaleza. Pronto el nuevo comportamiento se vuelve parte de tu ser, algo que deseas por ti mismo. Ya no te resistes al cambio ya que las nuevas conexiones en tu cerebro te hacen disfrutar de la experiencia.

Habiendo dominado el primer paso, querrás dar el segundo, luego el tercero, y así sucesivamente. Es la emoción del próximo desafío lo que hace que quieras ponerte a punto.

Uno no puede disfrutar haciendo lo mismo al mismo nivel durante mucho tiempo. Nos aburrimos o nos frustramos; y luego el deseo de disfrutar nosotros mismos nuevamente nos empuja a ampliar nuestras habilidades, o a descubrir nuevas oportunidades para usarlas.

. . .

El disfrute aparece en el límite entre el aburrimiento y la ansiedad, cuando los desafíos se equilibran con la capacidad de acción de la persona. En otras palabras, buscamos el nivel justo de dificultad.

También llamada regla de Ricitos de oro, llamada así por el cuento de hadas, la regla establece que los seres humanos experimentan una motivación máxima cuando trabajan en tareas que están justo al límite de sus habilidades actuales.

Ni demasiado fácil ni demasiado difícil. Simplemente correcto. La dificultad manejable nos libera de sentirnos aburridos con las tareas que son fáciles para nosotros sin frustrarnos cuando excede con creces nuestras habilidades actuales.

Un pie delante del otro requiere:
    1. Identifica un pequeño paso y ponlo en acción.
    2. Actúa, revisa y repite el paso 1 hasta que busque el desafío de segundo nivel.
    3. Actuar, revisar y repetir el desafío de segundo nivel hasta que desees el desafío de tercer nivel.

4. Repite esto para el tercer, cuarto... enésimo nivel desafío.

Y así, paso a paso, tu esfuerzo se convertirá en un cambio mucho mayor. Metas que al principio parecían demasiado grandes, ahora estarán a tu alcance. No habrá resistencia para hacer a un lado o retrasar la tarea. Será parte de tu identidad. Es lo que haces.

CONVIERTE LA INTENCIÓN EN ACCIÓN

Hay algo que falta en los pasos que discutimos en la sección anterior. ¿Puedes identificar qué es? ¿Crees que los pasos descritos anteriormente serán suficientes para poner en marcha tu plan? ¿Qué sucede si olvida tomar la acción o no aprovecha la oportunidad adecuada? ¿Cómo puedes asegurarte de no descarrilarte por las distracciones o volver a los viejos hábitos? Decir "Voy a trotar en el lugar durante 2 minutos" o "Escribir algunas oraciones todos los días" muestra buena intención. Las buenas intenciones no siempre se traducen en logros.

En un experimento, se les preguntó a los estudiantes si querían participar en un estudio sobre cómo la gente pasa sus vacaciones en los tiempos modernos. Los que aceptaron tuvieron que escribir un ensayo mientras estaban en casa de vacaciones, describiendo en detalle cómo pasaron la Nochebuena. El ensayo debía ser escrito y enviado por correo a los experimentadores dentro de las cuarenta y ocho horas del día de Navidad. Se pidió a la mitad de los estudiantes que escribieran exactamente cuándo y dónde escribirían el ensayo. A la otra mitad no se les pidió que eligieran una hora y un lugar específicos. Cuando los ensayos de los estudiantes llegaron por correo después de Navidad, tres cuartas partes de los estudiantes que habían especificado cuándo y dónde planeaban tomar medidas habían escrito el informe en el período de tiempo solicitado, mientras que sólo un tercio de la otra mitad logró hacerlo.

El mismo comportamiento se observa con metas que de otro modo son difíciles de iniciar o persistir a largo plazo como comer sano, hacer ejercicio, leer. En un experimento, investigadores en Gran Bretaña tomaron a 248 personas y las dividieron en tres grupos para ayudarlos a desarrollar mejores comportamientos de ejercicio en el transcurso de dos semanas. El primer grupo fue el grupo de control. Se les pidió que hicieran un seguimiento de la frecuencia con la que se ejercitaron durante las próximas dos semanas. El segundo grupo fue el grupo de motivación. Se les pidió que hicieran un seguimiento de su ejercicio y leyeran material sobre sus beneficios. Los investigadores también explicaron a este grupo muchos de los beneficios para la salud que los ejercicios podrían ofrecerles. El tercer grupo recibió todo lo que recibió el segundo grupo, pero también se le pidió que completara la siguiente declaración: "Durante la próxima semana participaré en al menos 20 minutos de ejercicio vigoroso el (día o días) a las [hora del día] a las/ o en [lugar]".

En el primer y segundo grupo, 35-38 por ciento de las personas estaban haciendo ejercicio al menos una vez por semana. Pero el 91 por ciento de los del tercer grupo ejerció al menos una vez por semana, más del doble de la tarifa normal. El experimento reveló dos ideas principales:

1. Ofrecer motivación no tuvo un impacto significativo. sobre el comportamiento del ejercicio.

2. Simplemente escribiendo un plan que especifique exactamente cuándo y dónde las personas tienen la intención de engancharse en estos comportamientos, es más probable que sigan adelante.

Un psicólogo e investigador sobre cómo las metas y los planes afectan la cognición, la emoción y el comportamiento, llama a este comportamiento deseado crear intenciones de implementación: hacer un plan de antemano sobre cuándo y dónde tiene la intención de actuar. En otras palabras, cuando surja la situación x, realizaré la respuesta y.

. . .

Intención de implementación = Haré [HACER ACCIÓN] a las [HORA] en [UBICACIÓN]

Si no has sido capaz de llevar a cabo tus planes, ni te falta talento ni te falta motivación. Lo que te falta es poner tu intención en acción. Todo lo que necesita es un plan concreto de implementación. Exploremos cómo puede establecer intenciones de implementación para tus propios objetivos.

Hay dos partes para configurar la implementación de intenciones:
1. Iniciar la acción
2. Mantener el rumbo

Iniciando la acción

A menos que crees un plan específico que detalle cuándo y dónde va a iniciar el comportamiento deseado, no se dará cuenta de las múltiples oportunidades que se presentan durante el día cuando es posible avanzar en tus objetivos.

. . .

Decir "Voy a correr mañana" sin especificar la hora y el lugar exactos tiene muchas menos posibilidades de seguimiento. Eso es dejarlo al azar, con la esperanza de que recuerdes hacer la actividad, encuentres tiempo para hacerlo y también te sientas motivado para hacerlo en el momento adecuado. Con compromisos vagos, es fácil mantenerte ocupado haciendo un trabajo intrascendente sin tener tiempo para hacer las cosas específicas que necesita para tener éxito. La intención de implementación resuelve exactamente este problema. Convierte los deseos en acciones concretas "Voy a correr todos los días durante 10 minutos a las 7 de la tarde fuera de mi departamento".

Ya no necesitas decidir o esperar a que llegue la inspiración.

¿Debo correr por la mañana o por la tarde? ¿Es el momento adecuado para escribir? ¿Debo sustituir una opción saludable en esta comida o en la siguiente? Puedes iniciar la respuesta prevista simplemente actuando según tu plan.

Otra ventaja de la intención de implementación es que, con suficiente repetición, la conducta dirigida a un objetivo se vuelve automática. Ya no necesitas una intención consciente. Actúas automáticamente cuando se presenta la señal situacional. Sin los obstáculos de la toma de decisiones y la ventaja adicional de las señales correctas en tu entorno, puedes prepararte para actuar. Pero para que la ejecución sea inconsciente, la formación del plan tiene que ser consciente.

Por ejemplo...

Haré [HACER ACCIÓN] a las [HORA] en [LUGAR].

- Correré de lunes a sábado durante diez minutos a las 7 a.m. fuera de mi apartamento
- Reemplazaré las papas fritas con diez palitos de zanahorias pequeñas hervidas a las 2 p. m. para el almuerzo en mi cocina.
- Practicaré hablar en público durante diez minutos a las 8 pm. justo después de la cena en mi habitación.

Mantenerte en curso

Las cosas no siempre salen según lo planeado. Las situaciones inesperadas pueden desviarlo de los comportamientos esperados.

A veces, los objetivos contrapuestos pueden exigir tu atención. La acción intencionada puede frustrarse si se presta atención a las distracciones atractivas. ¿Qué haces entonces? En situaciones como estas, diseñe las intenciones de implementación utilizando la versión "si-entonces".

En pocas palabras, piensa en todos los obstáculos que podrían interferir con tu objetivo y planifiques por adelantado cómo manejarlos. De esta manera, cuando encuentres esos obstáculos que te impiden progresar en tus objetivos, puedes usar la estrategia correcta para darles la vuelta. Puedes tomar las mejores decisiones posibles con mucha anticipación para mantenerse en el camino sin importar lo que se te presente. Puedes ser más flexible para adaptarte a los eventos inesperados en tu vida en lugar de dejar que controlen tu comportamiento.

Por ejemplo...

Si ESTO SUCEDE, entonces haré [HACER ESTO].

- Si no puedo trotar este lunes por la mañana a las 7 a.m. porque tengo que recoger a mi amigo del aeropuerto, entonces lo haré el lunes por la noche a las 6 pm.
- Si no puedo practicar hablar en público a las 8 p.m. el miércoles ya que tengo que asistir a

una fiesta de cumpleaños, luego practicaré a las 6 a. m. el miércoles justo después de despertarme en mi habitación.
- Si me presentan una opción de postre cuando es mi vuélvete a comer sano, entonces pediré frutas.

Es hora de poner este aprendizaje en acción. Hagamos este ejercicio. Piensa en un objetivo que tenga problemas para implementar. Identifica las situaciones específicas en forma de intenciones de implementación cuando puede desencadenar el comportamiento deseado. Ahora, piensa en los obstáculos que pueden impedirte progresar y utiliza una estrategia "si-entonces" para implementar soluciones alternativas.

Siempre que sea posible, programa estas actividades en tu calendario o toma una copia impresa y pégala donde puedas verlo.

Cuando no estás progresando, no es tu talento, sino tu incapacidad para combinar múltiples estrategias efectivas y ponerlas en práctica. No importa lo que intentes lograr, es mucho más probable que tengas éxito cuando ejercites tu mentalidad de crecimiento aprendiendo a poner el tipo correcto de esfuerzo. Esfuerzo que combina el conocimiento de múltiples dominios, lo visualiza con un pensamiento a largo plazo e invierte en realizar pequeñas mejoras consistentes utilizando intenciones de implementación.

En el próximo capítulo, discutiremos por qué nos intimida el éxito de los demás, cómo la autoestima puede conducir a decisiones destructivas y cómo la autocompasión puede salvar el día.

6

Construir Resiliencia Emocional

En el nuevo mundo conectado en el que vivimos hoy, existe esta necesidad impulsiva de comparar. Cuando la comparación se usa como un medio para buscar inspiración, aprender y mejorar, puede ser extremadamente poderosa.

Sin embargo, cuando se convierte en una medida de simpatía o popularidad, puede generar sentimientos de inadecuación con graves efectos negativos en nuestro bienestar emocional.

Quienes buscan medidas externas de su valía caen en el lado equivocado de la comparación social en más de una ocasión. En lugar de convertirse en la mejor versión de sí mismos, la comparación social puede destruir su sentido de autoestima.

Comienzan a buscar validación externa y la atribuyen a la cantidad de Me gusta y comentarios que obtienen en las redes sociales, se enfocan en cultivar una imagen que no coincide con quienes son en la vida real y le dan más valor a la aprobación y atención de otras personas.

Cuando todo lo que les importa es aumentar su autoestima, demostrando que son inteligentes, especiales, superiores y mejores que los demás, entran en una mentalidad fija. En una mentalidad fija, su sentido de autoestima está ligado al éxito en áreas específicas de su vida. Se sienten valorados cuando tienen éxito y no lo suficientemente buenos cuando fracasan. Cuando tienen éxito, se dicen a sí mismos: ¡Tengo talento! ¡Soy superior! ¡Es mi inteligencia la que me trajo aquí! ¿Cómo se sienten cuando fallan entonces? Ya no tengo lo que se necesita. Ya no soy lo suficientemente bueno. Es como si estuvieran en una montaña rusa sintiéndose eufóricos en un momento y devastados al siguiente. Digno en un momento y ansioso y deprimido al siguiente.

Así es como te desarrollas en la vida real. Digamos que estás entusiasmado con el lanzamiento de tu nuevo producto y lo anuncias al mundo. Un comentario positivo te hace sentir muy bien. Al momento siguiente alguien critica tu trabajo y empiezas a dudar de todo. Todo el esfuerzo que has puesto hasta ahora de repente parece un completo desperdicio.

Las redes sociales pueden exacerbar el efecto. Mientras te desplazas por tu inicio de redes sociales, supongamos que lees la historia de una persona que perdió su trabajo y está luchando para llegar a fin de mes. Si bien no debe regocijarse con las miserias de los demás, le brinda una sensación reconfortante sobre la seguridad de su propio trabajo y lo bien que lo está haciendo en su puesto. Te sientes genial sabiendo que tienes una vida maravillosa. A medida que continúas desplazándote, te encuentras con una historia inspiradora de una persona que luchó con problemas de peso y cómo trabajó duro para perderlo. Al ver tu cuerpo ahora perfectamente tonificado y compararlo con su propio desafío para perder peso, te sientes avergonzado y un completo fracaso.

La autoestima es cuánto nos valoramos a nosotros mismos y cuán importantes creemos que somos. Es lo mucho que nos apreciamos nosotros mismos. Es nuestro sentido general de autoestima o valor personal. Establecemos nuestro sentido de autoestima no solo a partir de nuestros propios juicios, sino también a través de los juicios percibidos de los demás. Si los demás piensan en nosotros positivamente, nos sentimos bien con nosotros mismos. "¡Guau! Me siento en la cima del mundo. ¡Ella piensa que soy genial!" Cuando los demás nos critican o juzgan negativamente, nos sentimos mal con nosotros mismos. "Ella piensa que soy patético. ¡Me siento pequeño en comparación con los demás!" En otras palabras, nuestra autoestima está influenciada por cómo creemos que nos ve el mundo exterior.

Eso hace que la autoestima sea frágil. Cuando nuestro sentido de autoestima está ligado a la búsqueda de medidas externas de valor, logro, aprobación, elogio, no nos damos cuenta de nuestros propios patrones autodestructivos de comportamiento. Los errores y contratiempos se convierten en fracasos personales, en lugar de ser una consecuencia natural del crecimiento. Nos preocupamos tanto por tratar de ser inteligentes y nos obsesionamos con dar la impresión correcta a los demás que ni siquiera nos damos cuenta cuando nuestro pensamiento nubla nuestro juicio o nos engañamos demasiado.

Sin duda, todos necesitamos una buena dosis de autoestima en nuestra vida. Es lo que nos gusta a nosotros mismos y nos mantiene alegres. ¿Quién quiere desaprobarse a sí mismo o sentirse deprimido? El problema ocurre cuando la recompensa de una alta autoestima se convierte en tu único motivador. Cuando trabajas solo para validarte o demostrar a los demás lo bueno que eres.

Quedarte hasta tarde en el trabajo para demostrar lo trabajador que es. Ayudar a un compañero de trabajo solo para mostrar a los demás lo útil que eres.

Hacer una actividad para establecer tu inteligencia y obtener este aumento de autoestima.

Con la autoestima supeditada a resultados particulares, ¿seguirá invirtiendote una vez que dejes de tener éxito? Lo más probable es que te rindas una vez que no te dé la validación que necesitas. Con un enfoque único en el resultado y tu sentido de autoestima vinculado a ese resultado, no puedes aprender del proceso. Irónicamente, en tu deseo de parecer inteligente, no logras adoptar comportamientos que lo hagan inteligente - perseguir el éxito lleva a ignorar prácticas que eventualmente conducirán al éxito, y el miedo al fracaso te lleva a optar por opciones fáciles, incluso si no te hacen aprender.

Tu mentalidad fija puede atraparte para adoptar comportamientos que elevarán tu autoestima, probarán que eres inteligente y talentoso y te harán sentir bien contigo mismo sin el esfuerzo, la determinación, el trabajo duro, la persistencia y la lucha que se requieren para lograr algo significativo. Hay otro problema. Un poco de éxito con alta autoestima puede trastornar tu mente. Puedes hacerte pensar que eres mejor que los demás. Eres especial. Naces más inteligente que los demás. Cuando las cosas van bien, todo está bien. Tu eres exitoso. Te sientes digno. Pero, ¿qué sucede cuando las cosas no van tan bien? Te sientes impotente frente a desafíos sustanciales y experimentas una disminución de la autoestima. Cambiando entre alta y baja autoestima, como si fueras una víctima de tus circunstancias en lugar de ser el creador de la vida que quieres llevar.

Nos aferramos a la autoestima como si fuera una balsa inflable que nos salvará o al menos salvará y apuntalará el sentido positivo de uno mismo que tanto anhelamos, sólo para descubrir que la balsa tiene un agujero enorme y corre rápidamente fuera del aire. La verdad es esta: a veces mostramos buenas cualidades y a veces malas. A veces actuamos de manera útil y productiva y, a veces, de manera dañina y desadaptativa. Pero no estamos definidos por estas cualidades o comportamientos. Somos un verbo no un sustantivo, un proceso en lugar de una "cosa" fija. Nuestras acciones cambian, seres mercuriales que somos- de acuerdo con el tiempo, las circunstancias, el estado de ánimo, el entorno. alta autoestima, el escurridizo santo grial, tratando de encontrar una caja permanente etiquetada como buena en la que llenarnos.

Al sacrificarnos al dios insaciable de la autoestima, estamos intercambiando la maravilla y el misterio en constante desarrollo de nuestras vidas por una instantánea Polaroid estéril. En lugar de deleitarnos con la riqueza y la complejidad de nuestra experiencia, la alegría y el dolor, el amor y la ira, la pasión, los triunfos y las tragedias: tratamos de capturar y resumir nuestra experiencia vivida con evaluaciones extremadamente simplistas de la autoestima. Pero estos juicios, en un sentido muy real, son solo pensamientos.

Y más a menudo ni siquiera son pensamientos precisos.

La necesidad de vernos como superiores también nos hace enfatizar nuestra separación de los demás en lugar de nuestra interconexión, lo que a su vez conduce a sentimientos de aislamiento, desconexión e inseguridad.

¿Qué pasaría si dejaras de enfocarte en tu autoestima y en su lugar trabajas por la alegría que trae? Aprovecharás las oportunidades de crecimiento, incluso si implica asumir riesgos, porque no tendrás miedo al fracaso. Los contratiempos no conducirán a experimentar una baja autoestima porque señalan una oportunidad para reevaluar el esfuerzo y las estrategias y no una falta de capacidad intelectual. El progreso se basará en lo lejos que hayas llegado en lugar de buscar una validación externa. En lugar de compararte con los demás, comparás tu desempeño contigo mismo. ¿Estoy mejorando, permaneciendo igual o empeorando con el tiempo? Con la autoestima intacta, te concentrarás en el proceso para lograr el dominio. Tu éxito no estará definido por un solo resultado. Más bien, el proceso utilizado para lograr ese resultado tendrá más importancia. Esa es tu mentalidad de crecimiento que te ayuda a descubrir las oportunidades que aún no has explorado.

PARA TRIUNFAR OLVIDAR LA AUTOESTIMA

¿Cómo podemos aprender a manejar mejor nuestra voz interior que yerra en el lado de la autocrítica flagrante o el exceso de confianza delirante en el otro extremo?

¿Cómo podemos ser motivados, confiados y ambiciosos mientras nos mantenemos reales al mismo tiempo?

En esos momentos, cuando cometemos un error, fallamos en algo o notamos un defecto, la autocrítica, regañarnos por ser tan estúpidos, juzgarnos y criticarnos por nuestra carrera, relación, apariencia parece ser la respuesta más natural.

"¿Qué pasa conmigo?" "¡No se me puede confiar nada de lo que digo que haré!" "¡Qué cosa tan estúpida de decir!" "¡Soy un perdedor!" Creemos que castigarnos a nosotros mismos es el camino para ser la mejor versión de nosotros mismos.

Pero, claramente no trabajo. Ser muy autocríticos o duros con nosotros mismos no es un gran motivador. Más bien, la investigación muestra que nos deja desanimados y deprimidos. Piensa en tu yo más joven. ¿No estaba libre de autocrítica?

Los bebés no tienen la misma tendencia a la autocrítica que tienen los adultos, de lo contrario nunca aprenderían a caminar o hablar. No dicen "¡Aarggh! ¡La jodieron de nuevo! Simplemente siguen practicando.

A veces, cuando no nos dedicamos a la autocrítica, encontramos otra forma de distorsionar la realidad culpando a los demás de todo lo que no nos va tan bien y reenfocando nuestra atención en todas las cosas que hacemos bien, subiendo nuestro ego con cualquier cosa que parece satisfactorio incluso si no agrega valor. Pero, ¿por qué necesitamos pensar positivamente en nosotros mismos en todo momento? ¿Por qué nos aterra tanto hacer algo que pueda dañar nuestra autoestima? Después de todo, una nueva investigación muestra que una alta autoestima no predice un mejor desempeño o un mayor éxito. No te convierte en un líder más efectivo, aumenta tu desempeño laboral, te convierte en un mejor socio o elige opciones de estilo de vida saludables. La alta autoestima es la consecuencia, en lugar de ser la causa de esos comportamientos saludables. Entonces, si una alta autoestima no es la respuesta a nuestros problemas y no conduce al crecimiento, entonces, ¿qué es?

La investigación muestra que es posible ser impulsado mientras te mantienes real cultivando la autocompasión en lugar de perseguir una alta autoestima. La autocompasión es la capacidad de enfrentar tus errores y fracasos con amabilidad y comprensión en lugar de juzgarte con dureza o actuar a la defensiva con el objetivo de proteger tu ego. Es tener el mismo sentido de calidez, empatía y consideración positiva por ti mismo que tendrías por otra persona cuando está lidiando con una circunstancia difícil. Reconocer que la vida a veces es desordenada e imperfecta.

. . .

Después de todo, errar es de humanos. En lugar de juzgarte y criticarte sin piedad por varias insuficiencias o defectos, la autocompasión significa que eres amable y comprensivo cuando te enfrentas a fallas personales; después de todo, quienquiera que seas ¿Dijiste que se suponía que eras perfecto?

Conclusión

A menos que tú te comprometas con un viaje de por vida, no profundizará tu comprensión de la mentalidad de crecimiento ni la utilizarás productivamente en tu vida. No quieres leer el libro, sentirte bien con los ejercicios y luego olvidarte de ellos. Será como cualquier otro libro que te ayudó durante un tiempo y luego dejó de ser útil en el momento en que lo dejaste.

Al igual que tu calendario te ayuda a programar tus prioridades y las rutinas lo ayudan a facilitar las tareas difíciles, este rastreador te servirá como un recordatorio diario para practicar tu mentalidad de crecimiento. No necesitará pasar más de unos minutos para actualizarlo. Valdrá la pena tu tiempo, ya que verás los beneficios de este hábito con el tiempo.

Conclusión

Si haces algo pequeño repetidamente, los beneficios se acumulan mucho con el tiempo. Es obvio, pero no todos lo ponen en práctica.

Agregar pequeñas cantidades con el tiempo hace una gran diferencia. Y los beneficios no son solo las pequeñas cantidades se suman, también se acumulan intereses. Pequeñas inversiones de tu tiempo pueden tener grandes dividendos en el futuro.

Comienza anotando el progreso diario y, a medida que te familiarices con el proceso, conviértalo en un seguimiento semanal. Puedes usar un calendario en casa o tomar una copia impresa de este rastreador y pegarlo donde puedas verlo.

Para usar este rastreador,

- Bloquea un pequeño intervalo, 10-15 minutos de tu tiempo cada día.

Ahora, recuerda todos los eventos del día y trata de tomar nota mental de las instancias en las que ejercitaste tu mentalidad de crecimiento frente a cuando fue tu mentalidad fija la que pasó a primer plano. Si escribirlo te ayuda a hacer mejor este ejercicio, toma notas rápidas mientras recuerdas varios eventos.

Asigna una puntuación del 1 al 10 a su mentalidad fija y mentalidad de crecimiento: 1 es la menos probable y 10 la

Conclusión

más probable. Este puntaje se basa en cómo reaccionó a varios eventos durante el día y qué mentalidad era menos probable o más probable que se usara.

Una vez que tengas tus puntuaciones, ponlas en el registro como F[Tu puntuación]/G [Tu puntuación] donde F representa la mentalidad fija y G la mentalidad de crecimiento.

Haz esto diariamente y ve cómo se desarrolla tu mentalidad cada día. ¿Está notando más desencadenantes de mentalidad de crecimiento o desencadenantes de mentalidad fija?

¿Hay algún patrón que puedas observar en los eventos que desencadenan tu mentalidad fija? Consolida los datos del rastreador diario con el rastreador semanal y calcula los totales durante el mes para mantener un registro visual de tu progreso.

Después de completar todos los ejercicios de este libro, continúa usando el rastreador para ver cómo te va. Al mantener un registro de tus puntajes, incluirás momentos de autorreflexión en tu agenda diaria y eso te ayudará a separar las estrategias efectivas de las ineficaces. Hasta que emprendes el viaje de la autorreflexión, es casi imposible crecer o aprender en la vida.

Conclusión

Gracias por tomarte el tiempo de leer este libro y quedarte conmigo hasta el final. Aprecio tu compromiso de transformar tu vida. Espero que este libro te ayude a ver el poder de una mentalidad de crecimiento y a tomar medidas para construirla no para días o semanas, sino para toda la vida.

Quiero terminar con una pregunta muy simple. ¿Qué quieres mirar hacia atrás y decir sobre tu vida?

¿Quieres que tu vida se trate de dudas, etiquetas que otros te dieron, metas que tenías demasiado miedo de perseguir, excusas que te impidieron intentarlo, fracasos que te definieron, errores que te consumieron y paralizaron, o quieres ser emocionante, y satisfactorio haciendo todo lo que tu corazón desea, poniendo tu mejor esfuerzo y aprendiendo del proceso?

Qué ganas de mirar hacia atrás y decir "No pude..." "No pude..." "Podría haber sido..." o "Lo intenté..." "Di lo mejor de mí... "No tenía miedo..."

Sin ejercitar tu mentalidad de crecimiento no puedes hacer espacio para las cosas que valoras en la vida. Necesitas fortalecer tus músculos para dejar entrar los pensamientos positivos y expulsar los pensamientos negativos. Ni una sola vez. No dos veces. Todos los días. Necesitas practicar para replantear los eventos no tan buenos de tu vida. Necesita practicar para actuar con intención en

Conclusión

lugar de reaccionar a sus circunstancias. Necesitas practicar para manejar las fallas y los contratiempos para impulsarte hacia adelante en lugar de hacerlo retroceder. Necesitas practicar cómo utilizar el poder de las personas que te rodean para ayudarte a pensar y ver con claridad. Necesitas practicar la autocompasión en lugar de elevar tu autoestima. Necesitas practicar para recordarte todas las cosas maravillosas que no has logrado… TODAVÍA.

No dejes de practicar tu mentalidad de crecimiento.

Será notable ver el progreso que puedes hacer cuando no dejas de trabajar. Será notable ver las habilidades que puedes desarrollar cuando no dejas de aprender. Será notable ver las metas que puedes lograr cuando no tengas miedo.

Será notable ver la vida que puedas construir por ti mismo con un simple cambio de creencias. Ese es el poder de la mentalidad de crecimiento. No hay límite a lo que puedes lograr cuando valoras el aprendizaje y el esfuerzo por encima del talento innato.

Escribir este libro ha sido una de las cosas más difíciles que he hecho y este libro es un ejemplo perfecto de cómo practico lo que defiendo fervientemente, podría haber tomado el camino fácil y me salté la escritura de este libro, pero fue mi mentalidad de crecimiento lo que me animó a aceptar este desafío. En lugar de decirme a mí mismo "No puedo", me pregunté: "¿Qué es lo peor que puede pasar?". Me desafié a mí mismo a desarrollar las habilidades necesarias para escribir un libro. Decidí disfrutar el proceso en lugar de preocuparme por el resultado. Me recordé a mí mismo usar los comentarios de este libro como información para hacerlo mejor la próxima vez.

www.ingramcontent.com/pod-product-compliance
Lightning Source LLC
Chambersburg PA
CBHW072158070526
44585CB00015B/1207